TRAITEMENT CHIRURGICAL

DU

CANCER DU GROS INTESTIN

PAR

Le Docteur Henri LARDENNOIS

Ancien interne des hôpitaux de Paris
Chirurgien des hôpitaux de Reims
Membre correspondant de la Société anatomique de Paris

PARIS

G. STEINHEIL, ÉDITEUR

2, RUE CASIMIR-DELAVIGNE, 2

1899

TRAITEMENT CHIRURGICAL

DU

CANCER DU GROS INTESTIN

IMPRIMERIE LEMALE ET Cie, HAVRE

TRAITEMENT CHIRURGICAL

DU

CANCER DU GROS INTESTIN

PAR

Le Docteur Henri LARDENNOIS

Ancien interne des hôpitaux de Paris
Chirurgien des hôpitaux de Reims
Membre correspondant de la Société anatomique de Paris

PARIS

G. STEINHEIL, ÉDITEUR

2, RUE CASIMIR-DELAVIGNE, 2

1899

DU MÊME AUTEUR

Diverticule de Meckel. *Bull. de Soc. anat.*, 1894, p. 295.

Étiologie et pathogénie de l'ulcère rond. In thèse BRUCHON, Paris, 1894.

Accouchement chez une cyphotique ayant un rétrécissement très marqué du détroit intérieur. *Bull. de Soc. obstétricale et gynécologique*, 12 juillet 1894.

Tuberculose osseuse étendue à tout le fémur, procédé spécial de désarticulation de la hanche. *Bull. Soc. anatomique*, 1896, p. 361.

Ulcère perforant du duodénum et péritonite généralisée. (En collaboration avec LEVREY.) *Bull. Soc. anat.*, 1897, p. 46.

Ulcère perforant du duodénum, péritonite. Laparotomie et suture de l'ulcère. (En collaboration avec le D' DANZET.) *Bull. Soc. anat.*, 1897, p. 176.

Ulcères perforants du duodénum. Observations in thèse DARRAS, Paris, 1897.

Ostéosarcome de la jambe. (En collaboration avec WINTREBERT.) Steinheil, 1897.

Fibrosarcome ossifié du péroné. (En collaboration avec WINTREBERT.) *Bull. Soc. anat.*, 1897, p. 794.

Enfoncement du maxillaire supérieur gauche dans le pharynx. *Bull. Soc. anat.*, juillet 1898, p. 552.

Plaie pénétrante de la partie inférieure du thorax par balle de revolver.

Tumeur bénigne du clitoris.

Tumeur du squelette thoracique envahissant la plèvre, le poumon et le péricarde. (En collaboration avec le D' GLANTENAY.) *Bull. Soc. anatomique*, novembre 1898.

Énorme hydrosalpynx simulant un kyste de l'ovaire. *Bull. de la Soc. anat.*, décembre 1898, p. 793.

Kyste hémorrhagique du mésocôlon transverse. *Bull. de la Soc. anat.*, p. 800.

Rétrécissement canaliculé de la première portion du duodénum paraissant congénital. *Bull. de la Soc. anat.*, p. 802.

Expériences pratiquées chez le chien sur un nouveau procédé d'anastomose, avec 5 fig. *Bull. Soc. anat.*, mars 1899.

De l'anastomose entérorectale et de son exécution par le procédé de l'emporte-pièce, avec 8 fig. *Revue de gynécologie et de chirurgie abdominale*, mars-avril 1899, p. 299 à 311.

Trois types de cancers de l'intestin. (En collaboration avec AGUINET), *Bull. Soc. anat.*, avril 1899.

Entérorectostomie, indications et techniques. *Revue de Polytechnique médicale et chirurgicale*, juillet 1899.

VARIA

Collaboration pour la partie scientifique au *Grand Dictionnaire encyclopédique Larousse*.

Observations et réflexions in thèse CHALAIS, Paris, 1897 et in thèse BOSQUET, Paris, 1899.

TRAITEMENT CHIRURGICAL

DU

CANCER DU GROS INTESTIN

INTRODUCTION

Depuis quelques années la chirurgie abdominale a réalisé d'immenses progrès. Enhardis par d'éclatants succès, les opérateurs sont arrivés à tenter de nouvelles interventions avec une audace que justifient d'ailleurs les résultats.

Le temps n'est plus où, selon la formule bien connue, la crainte du péritoine était le commencement de la sagesse chirurgicale. La médecine peu à peu perd de ce qui était de son domaine traditionnel. Même dans la pathologie viscérale, le traitement chirurgical logique et simpliste est arrivé à supplanter bien souvent sa vieille thérapeutique empirique.

Peu à peu les affections des organes génitaux de la femme, les affections des voies urinaires et des voies biliaires ont été traitées et avec succès par les chirurgiens.

La gynécologie purement médicale n'existe plus, d'autre

part, chaque jour apporte quelque nouvelle contribution à la chirurgie des centres nerveux, à la chirurgie du poumon, de la plèvre ou du péricarde.

En ces derniers temps un certain nombre de réformes dans le manuel opératoire ont permis de tenter plus encore.

Depuis la généralisation de la méthode purement aseptique, avec l'emploi du plan incliné et des grandes compresses abdominales, le chirurgien exercé et rompu à la pratique des sutures qu'il a perfectionnées, prétend à de nouvelles entreprises. Il est intervenu dans certaines affections de l'estomac et de l'intestin devant lesquelles le médecin était resté jusqu'ici impuissant et désarmé.

La chirurgie intestinale est l'une de nos plus récentes et de nos plus brillantes conquêtes. Elle est à l'ordre du jour dans tous les congrès français et étrangers. A l'heure actuelle c'est certainement un des chapitres les plus intéressants et les plus étudiés, et chacun apporte des faits inédits et de nouvelles observations.

La série de ces progrès paraît indéfinie. Elle est bien loin l'époque où Philippe Boyer croyait pouvoir dire : « Notre art paraît avoir atteint le plus haut degré de perfection dont il soit susceptible. » Aujourd'hui, qui pourrait indiquer une limite à son essor?

Ce qui n'est pas possible à un chirurgien l'est pour un autre, armé d'une meilleure technique: « Le moindre perfectionnement, dit Quénu, élargit tout d'un coup le champ des interventions et renverse toutes les idées admises jusque-là sur les contre-indications » (1).

(1) *Bulletin Soc. Chirurgie*, 1897, p. 272.

Les plus belles victoires ont été remportées d'abord dans les cas d'obstacles mécaniques ou de lésions inflammatoires. Dans ces conditions le succès est presque assuré. Ce sont là des résultats acquis, des conquêtes anciennes déjà, indiscutables et définitives. Étudier ces questions serait sans intérêt.

Ce qui est encore nouveau, ce qui est actuellement encore en état d'évolution, c'est la chirurgie du cancer des voies digestives : ce sont les tentatives de traitement de l'épithélioma, tentatives encore audacieuses aujourd'hui, mais qui seront les triomphes de demain.

Les cancéreux avaient peu profité d'abord des immenses progrès réalisés dans ces derniers temps. On en était resté, du moins en France, aux vieux principes et aux formules des opérateurs de la période préaseptique. Le cancéreux « chair fragile » restait un « noli me tangere ».

On le traitait par devoir et comme à regret, sans aucune conviction de la possibilité d'une guérison, sans même l'espoir d'une longue survie.

Le chirurgien reculait devant la redoutable alternative de « vaincre pour peu de temps ou faire mourir de suite ». Il ne se croyait en droit d'intervenir que lorsqu'il avait la main forcée par des accidents immédiats, lorsque le danger était pressant et la mort menaçante.

Le cancer du rectum, depuis Lisfranc, était devenu du ressort de la chirurgie. C'est depuis quelques années seulement que l'on a tenté la cure radicale du cancer de l'estomac.

Après une période de tâtonnements infructueux, d'essais décourageants, de désastres quelquefois, d'audacieux opérateurs ont pu obtenir en ces derniers temps de très heureux résultats. De jour en jour avec le perfectionnement de la méthode, avec l'entraînement progressif à opérer plus vite, plus complètement et surtout plus tôt, on tend peu à peu à la réalisation de la parole de Verneuil : « J'affirme que nous pouvons dire que nous guérissons les épithéliomas ».

Grâce au choix rationnel des cas favorables, la mortalité opératoire de l'intervention chirurgicale dans le cancer du rectum ou de l'estomac a diminué d'une façon vraiment remarquable ; enfin, ce qui est bien plus important, on a obtenu sinon des cures radicales, mais du moins de notables survies se prolongeant sans récidives pendant quatorze, quinze, dix-sept ans, et qui sont de véritables guérisons (1).

A côté des néoplasmes de l'estomac et du rectum traités déjà par l'ablation systématique, il y a le cancer de l'intestin, qui est presque toujours l'épithélioma cylindrique du gros intestin. C'est ce cancer des côlons que nous voulons étudier dans ses symptômes propres et dans son traitement. Il est justiciable, lui aussi, de l'intervention chirurgicale puisque la thérapeutique médicale ne peut rien pour lui (2).

Pour sauver des malades inévitablement condamnés à

---

(1) Voir les statistiques de Czerny, de Hochenegg, de Beckel pour le cancer du rectum, la thèse de Guinard ; l'article de Hartmann dans le VIe vol. du *Traité de chirurgie* pour le cancer du pylore.

(2) Nous disons « cancer du gros intestin » : il faut comprendre l'épithélioma du côlon, à l'exclusion du rectum, c'est-à-dire de la partie fixe de l'intestin qui commence au niveau de la troisième vertèbre sacrée. Les tumeurs néoplasiques du rectum ont une évolution particulière. D'après leur situation elles peuvent facilement être reconnues et explorées. Le manuel opératoire des interventions est bien spécial. Le cancer du rectum est traité chirurgicalement depuis longtemps et sa thérapeutique, tout récemment encore, a fait l'objet de nombreuses communications et d'ouvrages importants.

Nous n'avons pas à en parler.

une mort rapide, que n'était-on pas en droit d'essayer malgré l'angoisse de l'entreprise et le remords des premiers désastres ?

Aujourd'hui, d'ailleurs, de grands progrès ont été accomplis dans la technique de la résection intestinale.

En ces derniers temps on a pu enregistrer quelques succès bien encourageants, et raisonnablement, on peut espérer par la thérapeutique chirurgicale quelquefois guérir, et du moins soulager, notablement prolonger ces malheureux jusque-là abandonnés à leur sort misérable. Actuellement nous pouvons déjà beaucoup pour eux ; de jour en jour nous deviendrons plus puissants encore.

L'épithélioma n'est au début qu'une lésion locale, limitée ; il est donc logique d'attendre la guérison après l'exérèse totale de la partie malade.

L'essentiel est là, comme partout, d'opérer de bonne heure, de faire une ablation très large de la tumeur néoplasique et de tous ses prolongements dans le système lymphatique.

Il y a peu d'années encore, l'intervention paraissait tellement redoutable que seuls s'y résignaient après de longues hésitations les malades déjà cachectiques, ou surpris par de graves complications. D'autre part la mortalité opératoire restait fatalement désespérante tant que l'on n'opérait que les seuls cas désespérés.

Dans ces conditions le succès était presque impossible, et d'ailleurs, la survie obtenue presque nulle. C'était là un cercle vicieux d'où il faut résolument sortir.

Chez les cancéreux quels qu'ils soient, le traitement chirurgical doit être très précoce. La temporisation n'est pas de mise. Le temps ici est plus que précieux ; le temps, c'est la vie.

Peu à peu on apprendra les bons résultats acquis par la cure radicale dans le cancer des voies digestives et en particulier dans le cancer du gros intestin.

Les médecins se rendront aux supplications que leur adressait Kocher(1) : « Messieurs les médecins, permettez-nous de guérir vos malades. »

Leur rôle doit consister à reconnaître l'affection le plus tôt possible. Ils nous enverront ces malades en temps utile, alors que l'opération peut encore être efficace et donner des succès durables.

Le temps est proche, espérons-le, où l'on adressera directement au chirurgien les affections cancéreuses des voies digestives, comme on lui envoie dès à présent les salpingites ou les appendicites.

Ce jour-là certainement sera marqué d'un grand progrès, surtout pour le traitement du cancer du gros intestin. Jusqu'ici, en effet, les statistiques des interventions chirurgicales sont peu nombreuses. Cette importante question est mal connue en France et elle n'a donné lieu à aucun travail d'ensemble. Les traités de chirurgie les plus récents, exposent les brillants résultats obtenus par la cure, radicale des néoplasmes de l'estomac, mais ils laissent de côté le cancer de l'intestin également justiciable pourtant de la seule thérapeutique chirurgicale. On fait seulement allusion aux rétrécissements cancéreux dans le chapitre consacré à l'occlusion intestinale.

(1) KOCHER. *Congrès français de chirurgie*, 1896, p. 431.

Puisqu'on ne parle que des complications et de leur traitement, ce serait à croire que le diagnostic du cancer de l'intestin en dehors de ces cas compliqués est impossible, et la cure chirurgicale impraticable.

Nous ne sommes plus réduits à ce triste aveu d'impuissance. Il ne faut pas attendre des accidents surajoutés pour oser intervenir. Dans ces conditions l'opération est toujours très grave, et il faut agir au plus pressé si l'on ne veut pas tuer son malade. On met fin à l'obstruction par l'établissement d'un anus contre nature, mais si le malheureux obtient quelques mois de survie, c'est au prix de la plus odieuse et de la plus répugnante infirmité.

Pour le cancer de l'intestin comme pour le cancer de l'estomac, il importe de rechercher les signes qui permettent d'établir un diagnostic précoce. Alors le traitement chirurgical est justifié, car les risques sont bien moindres et les bénéfices réellement appréciables.

Il faut se décider de bonne heure à la laparotomie exploratrice et, selon les cas, tenter la cure radicale ou parer aux complications en pratiquant la dérivation des matières intestinales par l'entéro-anastomose.

On se résignera le plus rarement possible à ce triste pis-aller qu'est la colostomie ou la cæcostomie. C'est d'ailleurs pour restreindre les indications de l'anus contre nature définitif employé jusqu'ici dans le cancer de l'S iliaque, que nous avons imaginé et essayé sur des chiens, notre procédé de l'anastomose entéro-rectale avec le bouton emporte-pièce.

Au cours de ce travail, nous nous proposons d'étudier, après un bref historique, l'évolution générale du cancer de l'intestin, ses signes diagnostiques et les considérations qui légitiment le traitement chirurgical. Nous examinerons ensuite le manuel opératoire des différentes interventions et les conditions de leur succès. Nous terminerons par un vaste tableau statistique des opérations publiées jusqu'ici, et par l'exposé des résultats obtenus dans ces dernières années à l'étranger, et surtout en Allemagne.

CHAPITRE PREMIER

Historique.

L'historique du traitement chirurgical du gros intestin ne remonte pas très loin.

Sans vouloir discuter les interventions de Praxagoras de Cos ou de Léonidès d'Alexandrie, rappelées par Peyrot et Chavannaz sur l'autorité de Cœlius Aurelianus, il est logique de penser que le cancer de l'intestin ne fut guère connu qu'au XVIIe siècle, alors que commençait à s'établir la pratique des autopsies. Cette affection était alors d'un diagnostic impossible et d'un pronostic fatal. Son traitement parut longtemps au-dessus des ressources de l'art. Quelques audacieux chirurgiens se décident d'abord à intervenir pour combattre les accidents d'occlusion et instituent l'anus de Littre comme *traitement palliatif*. C'est beaucoup plus tard qu'on put tenter *l'opération curative* et entreprendre la résection intestinale.

En 1776 Pillore, de Rouen, cité dans le premier mémoire d'Amussat en 1839, crée un anus artificiel cæcal pour un cancer haut situé sur le rectum.

Fine de Genève, en 1797 (1), dans un cas d'obstruction

---

(1) *Annales de la Société de médecine de Montpellier*, t. VI, cité par PEYROT.

intestinale par cancer, pratique l'entérotomie. Le malade obtient une survie de quatre mois.

La première tentative de *traitement radicale* date de l'année 1833. Après les magnifiques travaux de Jobert de Lamballe et de Lembert sur la suture intestinale, Reybard, de Lyon, entreprend de parti pris l'entérectomie. Ayant diagnostiqué une tumeur de l'S iliaque, il exécute la résection et rétablit la continuité de l'intestin par l'entérorrhaphie circulaire.

Cette tentative, bien que suivie de succès, fut condamnée par Jobert de Lamballe, Blandin et Bérard, rapporteurs de l'Académie de médecine (1).

On peut songer aux difficultés que rencontraient alors ces chirurgiens, si l'on se rappelle dans quel milieu septique ils opéraient, sans chloroforme (2) et avec une instrumentation toute primitive et grossière.

En France, on se résigna donc pendant longtemps à n'intervenir que pour combattre les complications. On pare aux accidents d'obstruction au moyen de l'entérotomie perfectionnée par Nélaton, et tous les chirurgiens n'acceptent même pas ce minimum. Desprez, auteur de l'article « Intestin » du *Dictionnaire Jaccoud*, disait en 1874 : « Le traitement du cancer de l'intestin sera calqué sur celui du cancer de l'estomac, c'est-à-dire qu'il sera aussi inefficace

---

(1) *Bulletin de l'Académie de médecine*, 1843-44, page 1031, et *Journal de Chirurgie* de Malgaigne, octobre 1844. D'après Jobert de Lamballe, Reybard aurait été devancé par Richerand qui le premier, pratiqua l'entérectomie pour carcinome, et réunit les deux bouts de l'intestin par invagination ; le malade d'ailleurs avait succombé.

(2) Les propriétés analgésiques du chloroforme furent reconnues par Flourens et Simpson en 1847. Son emploi commença seulement à être généralisé vers 1850.

dans un cas que dans l'autre. L'emploi des narcotiques fait avec hardiesse permettra de dissimuler au malade la gravité de sa situation et de calmer les douleurs souvent atroces qui accompagnent une pareille affection. *En cas d'occlusion intestinale, l'entérostomie et l'établissement d'un anus artificiel ne seraient même pas justifiés.* »

On intervenait cependant au cours des accidents d'occlusion, produits par les rétrécissements cancéreux. Dans sa thèse d'agrégation en 1880, Peyrot peut réunir 77 observations publiées d'opérations palliatives. On a pratiqué 44 fois la colotomie lombaire avec 19 succès, et 43 entérotomies ont donné 10 guérisons ou plutôt 10 survies.

Ces résultats étaient encore bien médiocres, mais supérieurs pourtant à ceux de l'entérectomie tentée en Allemagne et en Angleterre. La mortalité de cette opération restait véritablement désastreuse.

Thiersch en 1875, puis Gussenbauer en 1877, pratiquent l'ablation de l'S iliaque pour cancer ; les deux patients meurent le soir même.

Un autre malade, opéré par Baum en 1879, succombe le neuvième jour.

La même année Guyon tente l'entérectomie pour un cancer de l'S iliaque compliqué d'accidents d'occlusion ; il perd son malade dans la soirée.

Des deux opérés de Kraussold, l'un meurt deux heures et demie après l'intervention ; l'autre guérit, mais la survie ne dure que six mois.

Après de telles séries de revers et d'insuccès, il fallait

une foi bien robuste pour dire avec Ballance (1) : « La colectomie doit prendre la place qu'occupait la colostomie. »

Nous comprenons au contraire, les sages réserves formulées par les chirurgiens français : par Kœberlé (2), par Bouilly (3) et Péan lui-même. Ce dernier avait pourtant tenté la première gastrectomie en 1879. Dupau, en 1883, Godet, en 1886, repoussent toute idée d'intervention radicale, d'autant plus que « l'incertitude du bénéfice ne compensait pas la certitude du péril ».

Nous n'avons pas à rougir de ces hésitations, disait Peyrot. Elles viennent de notre prudence et du profond respect de la vie humaine qui caractérise en France notre pratique chirurgicale.

Peu à peu cependant, grâce aux perfectionnements de la technique et aussi grâce au choix des cas favorables, on obtint à l'étranger de meilleurs résultats.

Kohler (4) dans sa thèse rapporte un succès de son maître Fischer. Hauer (5) publie les interventions pratiquées dans le service de Billroth de 1878 à 1883. Enfin paraissent les statistiques de la thèse de Michels (6) 86, qui font date en la question.

Camus (7), élève de Horteloup, s'appuyant sur ces docu-

(1) BALLANCE. One colectomy. *The Lancet*, 1883.
(2) KŒBERLÉ. *Bull. thérap.*, 1882.
(3) BOUILLY. *Rec. Chir.*, 1881, p.31, De l'entérectomie et de l'entérorrhaphie.
(4) KOHLER. *Darmresection bei Carcinom des Dickdarms*. Dissertat. Breslau, 1881.
(5) HAUER. Darmresectionen und. Enterorrhaphien. An der Klinick Pr. Billroth, 1878-1883. *Zeitschrift für Heilkunde*. Prag, 1884, p. 103.
(6) ERNST MICHELS. *Zür Cas. der Darmresect*. Berlin, 1886.
(7) CAMUS. *Du traitement radical du cancer du gros intestin par l'entérectomie et l'entérorrhaphie*. Thèse Paris, 1887.

ments, préconise pour la première fois en France le traitement radical du cancer du gros intestin.

Les observations s'accumulent à l'étranger. Allingham (1) et Paul (2) en Angleterre, mais surtout les chirurgiens allemands, Billroth (3) et ses élèves, Czerny (4), Kœrte publient les résultats de nombreuses opérations personnelles. Bloch (5), de Copenhague, dans son mémoire réunit 145 cas d'intervention chirurgicale et 46 faits de résection.

Toutes ces communications trouvent en France leur écho. La même année, Baillet (6) étudie la résection de l'anse iléo-cæcale et Artus (7) consacre sa thèse au cancer du cæcum. Chavannaz, de Bordeaux (8), dans la sienne croit devoir conseiller pour le traitement radical le procédé en plusieurs temps.

Dès ce moment, le cancer du cæcum et des côlons semble devoir entrer d'une façon définitive, dans le cadre des affections chirurgicales, surtout à l'étranger. Peu à peu, grâce à l'expérience chaque jour accrue des chirurgiens, la cure radicale du cancer est devenue moins meurtrière, et assez souvent elle donne aux opérés de sérieuses survies.

Les statistiques s'améliorent de plus en plus et les succès

(1) ALLINGHAM. *London Clinical Society*, 3 mars 1893.

(2) PAUL. *Brit. Journ.*, 1895, t. I, p. 1136.

(3) BILLROTH, Chronisch. Cæcumerkrankungen. Congrès de Berlin 90. *Beit. für Path. und chir. Ther.* — SALZER. *Arch. für klinische Chirurgie*, 1892, t. XLIII, p. 101.

(4) CZERNY. *Deutsche med. Woch*, 1889, n° 45, p. 917. — CZERNY et RINDFLEISCH. *Beit. für klinisch. Chir.*, 1892, p. 681.

(5) BLOCH. *Nord. Med. Arkir.*, 1892, n° 1 et 8.

(6) BAILLET. Thèse Paris, 1894.

(7) ARTUS. Thèse Paris, 1891.

(8) CHAVANNAZ. Thèse Bordeaux, 1894.

des opérations modernes diminuent sensiblement l'épou-
vantable mortalité des premières interventions.

		MORTALITÉ
1887. CAMUS. Thèse Paris, 17 cas (cæcum excepté).	64.70 p. 100	
1890. BILLROTH. Congrès de Berlin, 19 cas per-		
sonnels...............................	57.90 —	
1892. BLOCH (1), 48 cas......................	54.5 —	
1894. CHAVANNAZ. Thèse Bordeaux, 80 cas......	41.0 —	
1896. WÖLFLER (2), XXVᵉ Congrès de la Soc. all.		
de Chir., 114 cas, avant et après 1888....	54.90 —	
1896. SCHILLER (3), 18 cas. Statistique totale de		
Czerny..............................	59 —	
1897. CAREL. Thèse Paris, 20 cas de cancer du cæ-		
cum, opérés depuis l'année 1893........	20 —	
1899. LARDENNOIS, sur 244 cas.................	34.5 —	

Les anciennes statistiques sont chargées, non seulement
par suite de l'inexpérience des premiers opérateurs, mais
aussi parce qu'ils intervenaient tardivement sur de malheureux cachectiques qu'il fallait arracher à une mort
imminente. Ils tentaient la résection au cours d'accidents
graves d'obstruction. Ils opéraient des cas absolument
désespérés et partant inopérables. Dans une observation
de Czerny, cas nᵒ 2 (4), l'affection remontait à trois ans;
le cancer, qui avait envahi le cæcum et le côlon ascendant,
adhérait au rein droit, à la face inférieure du foie, au duo-

(1) BLOCH. *Nord. Med. Arkiv*, 1892, nᵒˢ 1 et 8.
(2) WOLFLER. Magen-und Darm-chirurgie. *Berliner klin. Woch.*, nᵒˢ 23 et 24.
(3) SCHILLER. Uber die Darmoperation en an der Heidelberger Klinik. *Beitrag. f. klinische Chirurgie*, t. XVII, p. 603.
(4) CZERNY et RINDFLEICH. *Beitrage für klinische Chirurgie*, 1862, p. 661. Dans un autre cas de résection du cæcum pour tuberculose, il avait dû pratiquer la néphrectomie.

dénum qu'il fallut ouvrir et refermer. On fut obligé de faire 107 ligatures ; l'opération dura quatre heures et demie. Heberlein dans sa thèse (1) rapporte également une intervention extraordinaire de son maître Helferich qui voulut enlever une énorme tumeur de l'angle sous-hépatique du côlon. Cette tumeur adhérait à la vésicule biliaire et au foie. Il dut pratiquer l'ablation de la vésicule et réséquer une partie de la glande hépatique, ce qui amena des hémorrhagies formidables. L'opération dura quatre heures, et l'opéré seulement quelques heures de plus.

Nous ne pouvons comprendre un tel tempérament chirurgical et une si farouche persévérance. De telles tentatives sont fatalement condamnées. C'est seulement par le choix judicieux des cas favorables que la cure radicale peut devenir moins meurtrière et donner de sérieux bénéfices.

(1) HEBERLEIN. Thèse Greifswald, 1897, n° 62

CHAPITRE II

Évolution du cancer du gros intestin.

Il serait trop long d'exposer ici l'anatomie pathologique, les symptômes et la marche du cancer des côlons. Cette étude, qui logiquement devrait précéder les recherches thérapeutiques, doit faire l'objet d'un autre travail. Ce qui ressort de la comparaison des observations, et aussi de l'examen des pièces anatomiques (1), c'est que l'évolution du cancer de l'intestin est relativement assez lente.

M. Chaput avait déjà insisté sur ce sujet à plusieurs reprises. Ruepp (2), dans sa thèse inaugurale, s'appuyant sur l'autorité de Maydl et de Hauser, déclare également que la diffusion et la généralisation sont très tardives (3).

D'après Quénu et Landel, les métastases seraient assez rarement rencontrées dans le cancer intestinal. Au point de vue du traitement, cette question est capitale. En effet, s'il y a rapidement propagation aux ganglions lymphatiques profonds et au foie, il est inutile et déraisonnable de tenter la cure radicale.

(1) On peut consulter à ce sujet la riche collection de faits que constituent les *Bulletins de la Société anatomique*.

(2) RUEPP. Thèse Zurich, 1895.

(3) ROUSSEAU dans sa thèse (Paris, 1896) sur l'*adénopathie cancéreuse des ganglions sus-claviculaires*, a réuni 37 observations de carcinomes viscéraux; il ne cite aucun cas de cancer du gros intestin.

Si au contraire, le cancer reste pendant une certaine période localisé à l'intestin et aux ganglions de son bord mésentérique, qui limitent d'abord la pullulation épithéliale, le cancer du gros intestin est curable. Il suffit d'enlever le néoplasme en totalité, avec ces premiers ganglions, pour être en droit d'attendre la guérison.

Cette enquête si indiquée est difficile à poursuivre, car souvent l'autopsie manque ou le compte rendu en est incomplet.

Dans les Bulletins de la Société anatomique cette limitation de l'épithélioma est souvent affirmée (1). Haussmann (2) dans sa thèse a réuni 112 faits : 36 fois on observe une tuméfaction ou une dégénération des ganglions lymphatiques ; 35 fois l'absence de toute généralisation est indiquée sans que l'état des ganglions rétro-péritonéaux soit spécialement noté ; 20 fois enfin c'est la localisation absolue et ne laissant aucun doute.

Dans la plupart des observations, on ne détermine pas la durée de l'affection, le début ne pouvant être précisé. Les auteurs l'estiment à un an. D'après nos recherches, quand la vie n'est pas abrégée par quelque complication d'origine mécanique ou infectieuse, la marche du cancer est beaucoup plus lente. Les malades qui viennent consulter le médecin souffrent souvent depuis plusieurs mois, depuis un an quelquefois. Puis, après une intervention palliative qui pare aux accidents de l'obstruction intestinale et de l'infection secondaire du foyer néoplasique, on a observé des survies assez longues. Un malade, auprès duquel nous avons été placé de garde par un de nos maîtres, présentait depuis plus d'un an

(1) Voir LARDENNOIS et AGUINET. *Bulletin Soc. Anat.*, 21 avril 1899.
(2) HAUSSMANN. *Contribution à l'histoire du cancer du gros intestin.* Thèse Paris, 1882.

des troubles d'obstruction, quand on fut forcé de pratiquer un anus contre nature pour des accidents très graves. Il survécut onze mois à l'intervention.

M. le Dʳ Michaux établit un anus artificiel chez une de ses malades et la perd de vue. C'est seulement près de trois ans après qu'elle revient mourir dans son service, succombant à la cachexie cancéreuse. Bérard de Lyon (1), a signalé, avec autopsie à l'appui, une survie de cinq ans après l'exécution de la colostomie. Nombreux sont nos maîtres qui nous ont déclaré avoir rencontré aussi quelquefois une évolution très lente du cancer, lorsqu'on avait paré au danger des accidents surajoutés qui sont si fréquents au cours de l'épithélioma de l'intestin.

L'étude générale du système lymphatique du gros intestin et l'examen histologique des tumeurs néoplasiques donnent d'ailleurs l'explication de la lenteur du processus (2).

Au musée Orfila on peut voir de très jolies pièces, avec injection au mercure des lymphatiques de l'intestin. Elles ont été exécutées en 1875 par Farabeuf et Benjamin Anger qui concouraient pour la place de chef des travaux pratiques d'anatomie. De nombreuses préparations ont été laissées aussi par Sappey. C'est cet auteur que nous allons citer. D'après Sappey (3), les lymphatiques du gros intestin offrent deux origines bien distinctes, et ils forment dans

(1) Bérard. *Lyon médical*, 28 juillet 1898.

(2) On sait que la propagation des néoplasies épithéliales s'effectue par les voies lymphatiques. Avant d'étudier la marche et la thérapeutique du cancer d'un organe, il est plus que logique, il est indispensable de bien connaître son anatomie normale et la disposition de son système lymphatique. La cure radicale était impossible autrefois, alors qu'on enlevait seulement le plus gros de la tumeur. Elle deviendra probable quand on saura pratiquer une extirpation méthodiquement totale.

(3) Sappey. *Système lymphatique.*

la paroi deux plans indépendants qui ne communiquent pas entre eux. Les lymphatiques profonds nés de la muqueuse et des follicules clos rampent sous la muqueuse. De ce réseau naissent des troncules et des troncs qui de chaque côté se portent vers le bord adhérent de l'intestin en restant dans la tunique celluleuse. C'est seulement à ce

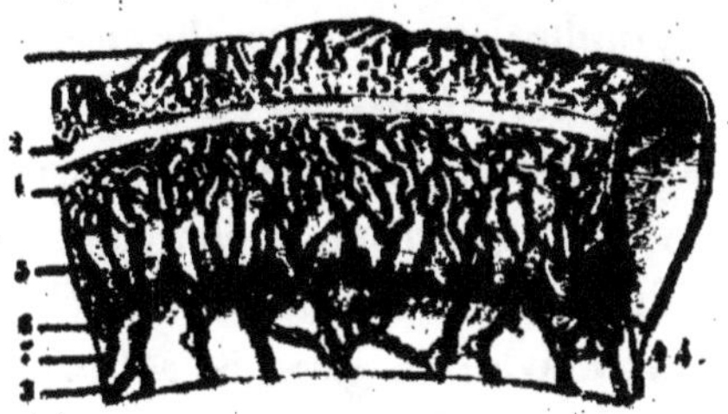

FIG. 1 — Lymphatiques du gros intestin, d'après Sappey.

1. Bosselures de l'intestin. — 2. Bande longitudinale. — 3. Péritoine rattachant l'intestin à la paroi abdominale postérieure. — 4. Réseaux lymphatiques. — 5. Troncs qui naissent de ces réseaux par des ramuscules et des branches à direction convergente. — 6. Ganglions très petits dans lesquels ces troncs viennent se terminer. — 7. Vaisseaux efférents de ces ganglions et se rendant à un autre groupe ganglionnaire.

niveau, près du bord adhérent qu'ils perforent la tunique musculaire et qu'ils s'unissent aux lymphatiques superficiels. Les vaisseaux superficiels nés d'un réseau de lacunes dans la musculeuse sont sous-séreux et convergent également vers le bord adhérent (1). Après l'abouchement des lymphatiques muqueux, ils présentent tout à coup un notable accroissement de volume Sur le bord mésentérique, ils

(1) Comme on peut le voir sur les préparations de Sappey, cette disposition est pour ainsi dire « terminale », comme celle des artères et des veines de l'intestin. Chaque tronc collecteur lymphatique répond ainsi à un petit segment bien déterminé du cylindre intestinal ; la circulation de la lymphe s'effectue toujours dans le même sens grâce à la présence de nombreuses valvules.

ne tardent pas à rencontrer de petits ganglions dans lesquels ils se terminent. De ces premiers renflements très rapprochés du tube digestif, ils passent dans une autre série de renflements semblables ou un peu plus volumineux, et ils cheminent ainsi de toutes parts vers les ganglions lombaires.

A droite, les lymphatiques venus du cæcum, du côlon ascendant et de la partie droite du côlon transverse suivent le trajet des vaisseaux mésentériques supérieurs et se rendent à un groupe de ganglions préaortiques. A gauche, les lymphatiques du côlon descendant et de l'S iliaque vont dans les ganglions lombaires gauches rétro-péritonéaux. C'est là qu'il faut aller explorer et rechercher les masses ganglionnaires au cours de l'intervention.

Cette disposition des lymphatiques répond bien à ce que nous apprennent l'examen histologique des tumeurs et la topographie des lésions.

Les culs-de-sac épithéliaux sont quelque temps arrêtés par la couche musculaire et fusent dans la sous-muqueuse. Quand la sous-séreuse est envahie, l'enveloppe péritonéale elle-même peut rester indemne, quelquefois parsemée de taches blanchâtres, quelquefois simplement soulevée et distendue par les bosselures de la tumeur. L'infiltration néoplasique, suivant le trajet en demi-cercle des canaux collecteurs lymphatiques, tend à gagner de chaque côté le bord mésentérique de l'intestin, et la tumeur devient annulaire sans se propager beaucoup en largeur. Le cancer reste quelque temps localisée à un petit segment du cylindre intestinal et aux lymphatiques qui y correspondent. Les premiers ganglions que gagne le processus néoplasique peuvent être extirpés facilement, et cette masse de petits

renflements lymphatiques, que montrent bien les préparations de Farabeuf et de Sappey, forment une barrière longtemps efficace qui empêche la diffusion au loin des embolies épithéliales et peut-être même des toxines spéciales
sécrétées par les cellules dégénérées (1).

Dans le cancer de l'intestin la mort est due très souvent aux complications.

Non seulement la généralisation est très tardive et très
lente dans le cancer de l'intestin, mais quelquefois l'extension du mal est très restreinte. La néoplasie sur certaines
pièces semble limitée, cloisonnée, enfermée par du tissu
conjonctif fibreux qui s'oppose à sa diffusion et ralentit sa
marche envahissante. Quelquefois l'intestin semble seulement étranglé par un anneau d'ivoire, une étroite virole de
tissu scléreux et cicatriciel.

Cette variété squirrheuse toujours très limitée est rencontrée assez souvent, d'après le Dr Brault (2), sur le gros

(1) Les ganglions lymphatiques ne sont pas seulement des filtres qui retien-
nent les cellules dégénérées. Ils paraissent être le siège d'un processus de lutte
et de réaction contre le cancer, aussi bien que contre l'infection des germes
pathogènes. Cette défense de l'organisme contre l'épithélioma, on peut en saisir
les multiples étapes sur les différents éléments de chaînes ganglionnaires extir-
pées avec un organe cancéreux. Peut-être dans certains cas heureux pourrait-
elle être couronnée de succès? Si les colonies néoplasiques triomphent généralement dans la lutte, c'est grâce aux renforts incessants qu'elles reçoivent du
foyer primitif. Ces renforts supprimés par une large exérèse, même s'il reste
encore quelque petit îlot épithélial, il est probable que les ganglions peuvent
sinon résister, du moins prolonger la lutte très longtemps. Plusieurs de nos maîtres nous ont dit, qu'après avoir dû laisser au cours d'interventions pour néoplasmes, de petits ganglions qu'ils croyaient cancéreux, ils ont vu ces adénopathies
rétrocéder et la guérison s'effectuer. M. le docteur Letulle nous a également
rappelé une semblable observation.

(2) Communication orale.

intestin en dehors du cæcum. Hausmann a réuni dix observations de cette forme stricturale; nos amis Ardouin,

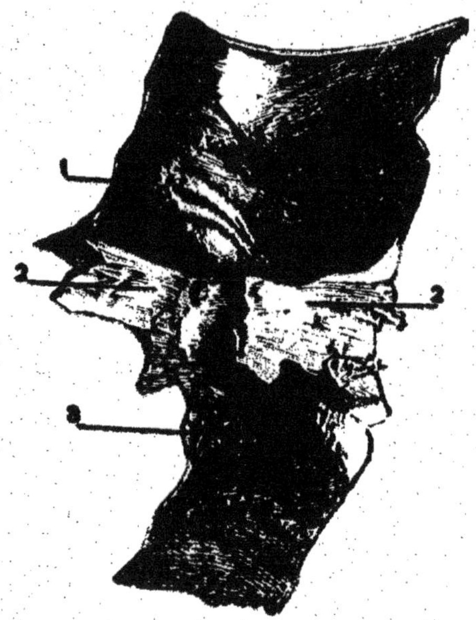

FIG. 2. — Type de cancer annulaire très limité siégeant sur le côlon transverse (*présenté à la Société anatomique*).

1. Intestin dilaté, au-dessus du néoplasme. — 2. Rétrécissement néoplasique en virole ne laissant qu'un petit trajet étroit et tortueux. — 3. Intestin atrophié au-dessous du rétrécissement.

Milian, Wiart nous ont cité des cas semblables, sans aucune extension de l'épithélioma aux ganglions. Angelesco (1),

(1) Dans le cas opéré par M. Perier et rapporté par ANGELESCO (*Soc. anat.*, mars 1897, p. 241). Il s'agit d'un rétrécissement annulaire de quelques millimètres de hauteur, sauf au niveau du bord adhérent où il atteint 1 centimètre. La muqueuse est saine, les parois intestinales au-dessous ne paraissent pas malades, on ne trouve pas de ganglions dans les parties voisines. Le diagnostic de rétrécissement cicatriciel semble s'imposer et pourtant l'examen histologique fait par M. Letulle montre qu'il s'agit bien d'un rétrécissement cancéreux.

Griffon (1), Rémy (2) et nous-même (3) avons présenté récemment, à la Société anatomique, de telles pièces qui sont la signature d'un processus de réaction et de défense de l'organisme, c'est-à-dire de l'évolution lente du mal. De tels malades présentent nécessairement des troubles fonctionnels graves par suite du rétrécissement de l'intestin, et ils *meurent de complications d'occlusion, alors que la cure radicale et l'exérèse complète seraient encore aisées et efficaces.*

Ces malades meurent d'obstruction; c'est là une terminaison fréquente du cancer de l'intestin. Quelquefois aussi, cette variété squirrheuse peut se compliquer d'intussusception aiguë ou chronique. Sous la poussée des ondes péristaltiques, les matières ne pouvant franchir le point sténosé le repoussent et l'invaginent dans l'intestin inférieur.

D'autres sont emportés par des complications infectieuses ; bien peu vivent assez longtemps pour présenter le tableau de la cachexie cancéreuse et succomber à l'extension de l'épithélioma.

Le cancer de l'intestin à un moment de son évolution est presque nécessairement exposé à des accidents de l'infection surajoutée. Ce qu'il y a de particulier dans son développement c'est qu'il évolue dans un milieu septique. Comme l'avaient fait remarquer déjà Quénu et Landel pour le rectum, l'ulcération de la muqueuse intestinale peut être due non seulement à son envahissement par les cordons épithéliaux, mais aussi à la formation de petits abcès qui

(1) GRIFFON. *Soc. anat.*, 1er avril 1898, p. 247.
(2) RÉMY et BOUVET, séance du 7 avril 1899.
(3) LARDENNOIS et AGUINET, 21 avril 1899. (Voir fig. 2.)

décollent le chorion, s'ouvrent dans la lumière du canal et déterminent de petits sphacèles et des pertes de substance. Enfin quand le cancer est ulcéré, il est exposé à l'invasion des nombreux germes pathogènes de la flore intestinale qui viennent aider, par leur pullulation et leurs sécrétions paralysantes, la désorganisation des tissus.

L'élément septique et l'élément néoplasique se développent parallèlement. Les parois intestinales infiltrées de cellules embryonnaires paraissent épaissies et envahies sur une grande étendue ; on croit à une rapide diffusion du néoplasme alors qu'il s'agit seulement de péricolite infectieuse.

Les ganglions voisins peuvent être également tuméfiés et parfois même suppurés (1).

Il se produit alors souvent des adhérences (2), des infiltrations œdémateuses, des foyers de péritonite partielle, des perforations avec productions d'abcès stercoraux et de

(1) Au niveau de la bouche ou de la langue, dans un milieu septique, on voit assez souvent à la suite de l'ulcération d'un petit épithélioma passé inaperçu et n'ayant pas encore déterminé d'adénopathie appréciable, survenir en quelques jours, un énorme gonflement de tous les ganglions sous-maxillaires et carotidiens. L'ulcération dans le gros intestin semble donner également un coup de fouet au néoplasme et par l'association des nombreux germes qui pullulent dans l'intestin l'infiltration cancéreuse paraît devenir plus rapide et plus maligne.

(2) Les adhérences, cette infiltration œdémateuse et les adénopathies ganglionnaires ne doivent pas toujours être une contre-indication à l'opération radicale si les difficultés de l'ablation ne sont pas augmentées, si la maladie est encore récente et l'opéré résistant. La nature purement infectieuse de ces complications a déjà attiré l'attention des chirurgiens et des anatomo-pathologistes. CARLE et FANTINO, puis SOUPAULT ont montré que dans certains cas de cancer du pylore les ganglions étaient simplement atteints d'infection banale sans dégénérescence épithéliale. GUINARD a fait les mêmes constatations pour un cancer de l'angle du côlon réséqué par Hartmann et présenté à la Société anatomique en 1897. D'après SGAMBATI (13e Congrès italien de chirurgie, voir *Rev. de chirurgie*, février 1897) BEZANÇON et LABBÉ (*Soc. anatomique*, 14 avril 1899), il y a aussi souvent une simple suractivité fonctionnelle du ganglion et réaction de défense.

fistules communiquant avec les cavités viscérales. Quelquefois, rarement il est vrai, survient une péritonite purulente généralisée par ouverture dans la grande cavité péritonéale (1).

Les processus infectieux atteignent leur maximum d'intensité quand le cancer apporte un sérieux obstacle au cours des matières et que commencent à se manifester des troubles d'obstruction. Dans le contenu intestinal *stagnant et enclos*, conformément à la loi générale bien connue, la virulence des germes pathogènes s'accroît considérablement.

Tout récemment on a observé dans de tels cas des appendicites (2), des abcès secondaires du foie (3).

La virulence microbienne s'exalte même au point d'amener sur l'intestin rétrodilaté et distendu la production d'ulcérations toxi-infectieuses dysentériformes.

Ces ulcérations peuvent être perforantes d'emblée et déterminer rapidement la mort par péritonite purulente gazeuse, comme nous en avons observé un cas autrefois à la Pitié, dans le service du D\u1d63 Reclus.

Cette complication n'avait pas échappé à Haussmann, mais on ne la retrouve pas indiquée dans les auteurs classiques.

Dans ces derniers temps Letulle (4), Labbey (5), puis Griffon (6) ont rapporté des cas semblables à la Société anatomique. Schwob (7) réunissant toutes ces observa-

(1) Cas observé tout récemment dans le service de M. le professeur Berger.

(2) JACOMET. Ulcérations et perforation de l'appendice au cours d'une occlusion chronique par cancer de l'angle sous-hépatique du côlon. *Soc. anat.*, avril 1896, p. 276.

(3) CAIRE. Th. Lyon, 1893. FINLAYSON. *Trans. Glascow Path a. Clin. Soc.*, 1892, p. 115.

(4) *Soc. anat.*, 1896, p. 151.

(5) *Soc. anat.*, janv. 1893, p. 130.

(6) *Loco citato.*

(7) SCHWOB. Thèse Paris, 1893.

tions en a fait le sujet de sa thèse inaugurale et M. Letulle tout récemment a repris cette question intéressante (1).

En dehors de ces terribles accidents et de la mort foudroyante par ulcération perforante, le cancer ulcéré exposé à toutes les inoculations du contenu intestinal stagnant et putréfié, est un foyer de résorption de toxines. Cette septicémie surajoutée explique souvent les troubles digestifs, les poussées de fièvre hectique, les complications infectieuses pulmonaires ou vasculaires (2). Elle joue certainement un grand rôle dans la dégénérescence viscérale et dans l'affaiblissement progressif du cancéreux (3).

En somme l'épithélioma de l'intestin reste longtemps localisé et sans généralisation à distance ce qui justifie les tentatives de traitement radical. Ces cancéreux meurent rarement de cachexie cancéreuse. *Ils sont emportés le plus souvent par les troubles mécaniques d'obstruction ou par les accidents infectieux :* toutes complications que pourrait prévenir une intervention palliative, aisée et bénigne. Souvent ces malades meurent encore opérables.

Il reste à rechercher s'ils présentent des signes fonctionnels et des symptômes cliniques qui pourraient mettre le médecin sur la voie du diagnostic.

---

(1) LETULLE. Colites ulcéreuses. *Presse médicale*, 22 mars 1899, p. 135.

(2) En effet comme M. Vaquez l'a bien établi dans sa thèse, les phlébites non oblitérantes et la phlegmatia alba dolens sont dues non à la seule cachexie, mais à l'infection facilement développée sur un terrain cachectique.

(3) Cette infection subaiguë, quelquefois accompagnée d'une légère réaction péritonéale, pourrait peut-être expliquer aussi ces accidents d'occlusion paralytiques qui surviennent bien avant que la sténose intestinale soit complète et qui cèdent si facilement après l'établissement d'un anus contre nature (Voir LEJAR). *Bull. Soc. Chir.*, 13 oct. 1897, p. 601.

CHAPITRE III

Diagnostic du cancer du gros intestin.

L'abdomen attend encore son Laënnec. La pathologie des affections intestinales est à l'heure actuelle bien incertaine et bien confuse.

Jusqu'ici les manifestations cliniques de l'épithélioma du gros intestin n'ont pu être bien définies. Les médecins n'avaient pas foi au traitement chirurgical. Convaincus de l'inefficacité de toute thérapeutique, ils sentaient moins la nécessité de poser un diagnostic précis et précoce. C'était à regret et le plus tard possible qu'ils envoyaient leurs malades, moribonds déjà, au chirurgien. Aujourd'hui l'assurance d'une guérison possible et d'un soulagement certain apportés par l'opération, doit déterminer le clinicien à faire tous ses efforts pour dépister l'affection de bonne heure.

Par l'examen répété du malade, par l'analyse méthodique et minutieuse des symptômes fonctionnels qu'il accuse, on pourra, nous l'espérons, arriver plus rapidement au diagnostic, tout au moins au diagnostic de probabilité.

Le cancer latent décrit par Grisolle chez le vieillard et qui reste une trouvaille d'autopsie se rencontre rarement. Rares aussi sont les cas dans lesquels la néoplasie est restée inaperçue jusqu'au jour où éclatent des accidents mortels d'occlusion.

Les symptômes de la première période sont inconstants et incertains (Eichhorst); mais ils peuvent cependant mettre sur la voie quand ils sont soigneusement recherchés.

Souvent la perception d'une tumeur n'est possible que tardivement. La coexistence de mélæna n'est pas fréquente (1).

Le malade a ses commémoratifs parfois assez anciens (2). Dans 15 p. 100 des cas examinés par lui, Ruepp avait trouvé l'hérédité cancéreuse. Il existe généralement des signes d'amaigrissement et de dénutrition rapide. Souvent le malade accuse de la douleur, une sensibilité spéciale et permanente au point où siège le cancer, surtout s'il existe de la péricolite avec ou sans adhérences, et cette péricolite, due à l'infection surajoutée peut être précoce. Toujours, presque nécessairement, il existe des troubles fonctionnels marqués par suite de l'obstacle apporté à la circulation des matières intestinales (3). On les rencontre dans beaucoup des observations publiées. On aurait pu les déduire aussi de l'examen des pièces anatomiques. Ces troubles fonctionnels qui sont les tout premiers symptômes de l'obstruction subaiguë, il faut souvent les rechercher par un patient interrogatoire du malade et un examen attentif. Toutefois ils font rarement défaut et semblent souvent précoces. Ce sont des coliques spéciales, des *crises*

(1) La diarrhée sanguinolente est rencontrée surtout à la période terminale.

(2) Il est difficile de préciser le début de la néoplasie. Pour les uns le cancer s'établit d'emblée, pour d'autres, au contraire, il pourrait naître à la suite de certaines lésions chroniques de l'intestin et les signes fonctionnels du début devraient être rapportés à l'affection initiale (voir les relations qui existent entre le polypose colique et la carcinose intestinale. QUÉNU et LANDEL. *Revue de Chirurgie*, avril 1899).

douloureuses paroxystiques périodiques, avec des ondulations péristaltiques visibles de l'intestin, et des modifications apportées dans les évacuations alvines.

Même quand les lésions sont peu accentuées, et le calibre de l'intestin peu rétréci, comme on peut le voir dans certaines interventions pour occlusion, l'obstacle à la circulation peut être très marqué, et les troubles fonctionnels considérables.

Le relief que dessine la tumeur laisse libre une partie du canal, mais il est probable que la sténose est complétée par un spasme réflexe de la tunique musculaire. Le point de départ paraît être dans la muqueuse altérée que vient irriter le contact des matières. Il est possible aussi que la lumière déjà rétrécie du tube intestinal se trouve complètement oblitérée soit par quelque grosse scybale durcie et condensée, soit par quelque petit corps étranger avalé par mégarde (1).

L'intestin placé en amont du rétrécissement a ses parois hypertrophiées. Il se contracte avec énergie pour chasser l'obstacle et rétablir le cours des matières et des gaz. Pour peu que la lutte continue, les contractions péristaltiques s'exagèrent et augmentent en fréquence et en durée. Conformément à la loi générale, cette contraction de la musculeuse intestinale est très douloureuse. Elle détermine de vives souffrances paroxystiques, des coliques absolument comparables aux coliques néphrétriques ou hépatiques, car la cause est toujours la même : le spasme de la tunique

(1) Chez les malades opérés pour obstruction on retrouve quelquefois ces petits corps étrangers (noyau de cerise, petit fragment osseux, vertèbre d'oiseau, etc.), qui viennent parachever l'occlusion et déterminer les graves accidents consécutifs. V. ANGELESCO. *Soc. Anat.*, mars 1897, p. 241.

musculaire d'un conduit que vient oblitérer un corps étranger.

Ces crises paroxystiques intermittentes sur lesquelles nous avons voulu insister ont une valeur diagnostique très considérable. Souvent elles sont précoces et surviennent à la suite d'un repas plus copieux, d'un écart de régime. Si le malade a soin de veiller sur son alimentation et de prendre des laxatifs, elles peuvent disparaître pendant quelque temps. Mais, en général, peu à peu ces accès augmentent de fréquence et d'intensité. Ils reviennent presque tous les jours quelque temps après les principaux repas, coïncidant avec le déplacement des résidus de la digestion intestinale. Accompagnés de borborygmes, d'ondes péristaltiques intestinales visibles à travers la paroi souvent amaigrie de l'abdomen, ils sont quelquefois si violents qu'ils pourraient faire penser à une occlusion intestinale, s'ils n'étaient passagers.

Ce sont parfois des souffrances atroces qui arrachent des cris aux malheureux. Le malade tantôt se cramponne aux meubles, tantôt se couche sur le ventre ou s'accroupit cherchant à calmer ses douleurs par des positions plus ou moins bizarres.

Dans d'autres cas, le cancéreux s'est mis au lait, souvent spontanément. Instruit par l'expérience, comme le malade de Chaput, comme l'opéré de Broca, il prend sa tasse de lait par gorgées avec de longues pauses. Dans ces conditions les crises paroxystiques peuvent cesser, ou plutôt elles changent de caractère ; ce sont seulement des douleurs fugaces et des malaises intestinaux peu marqués, mais elles restent périodiques et sont bien observées par le patient.

En général la crise est suivie d'évacuation de gaz ou de matières et c'est à ce moment que le malade se sent soulagé (1).

Les phénomènes de constipation opiniâtre avec débâcles passagères ont aussi leur importance, bien que la constipation soit assez commune à un certain âge et chez certaines personnes.

Les mélæna sont rares, mais la présence de matières sanieuses et purulentes dans les selles donne aussi de précieuses indications.

Les troubles digestifs existent donc toujours, plus ou moins marqués.

L'amaigrissement et l'affaiblissement rapide sont des éléments de diagnostic, qu'il ne faut pas négliger.

Nous ne parlerons pas d'ailleurs des troubles cachectiques, et de la généralisation, des adénopathies à distance, de l'ascite et de la phlegmatia : à ce moment le diagnostic importe peu et le pronostic est fatal. Jusqu'ici les recherches de modifications particulières dans la composition des urines ou du sang n'ont donné que des résultats discutés (2).

----

(1) Souvent ces coliques paroxystiques semblent occuper le côlon transverse et la région de l'ombilic. C'est là que les malades rapportent leurs douleurs ; c'est, d'ailleurs, le siège du plexus solaire où aboutissent les filets nerveux sensitifs de l'intestin. D'autres fois les souffrances prennent un caractère particulier. Elles s'accompagnent de sensations de plénitude du rectum. Ce sont les épreintes, les faux besoins incessants que l'on retrouve souvent dans le cancer de l'anse sigmoïde. Voir QUÉNU et DUVAL. *Étude clinique et thérapeutique du cancer du côlon pelvien. Bulletin de la Société de Chirurgie*, 8 novembre 1898.

(2) Les conclusions de Rommelaëre sur l'hypoazoturie ont été infirmées par Robin. — MEYER (*Sem. méd.*, 1898) a trouvé que la toxicité était deux fois plus forte chez les cancéreux. D'après le professeur Hayem il existe un état caractéristique des éléments figurés du sang :

1° Augmentation très marquée du nombre de globules blancs ;

2° Diminution du nombre des globules rouges. Diminution de la valeur globulaire, déformations des hématies et, à la période ultime de cachexie, apparition possible d'un noyau à leur intérieur.

Il faut autant que possible confirmer toutes ces présomptions par la recherche minutieuse des signes physiques. On doit mettre en œuvre tous les moyens d'investigation imaginés dans ces derniers temps, pour essayer de dépister la tumeur et de déterminer son siège. La radioscopie jusqu'ici n'a jamais pu rendre d'importants services. On a proposé de calculer la situation du rétrécissement d'après la quantité d'eau que l'on pouvait injecter dans le gros intestin. Jungherz (1) y joint l'auscultation du cæcum qui lui permet d'entendre ou non dans le cul-de-sac cæcal les gargouillements que produit la pénétration du liquide. D'autres, avec Senn, ont insufflé l'intestin avec de l'hydrogène pour rendre la tumeur néoplasique plus superficielle et plus perceptible. Mais il faut surtout user et à plusieurs reprises, de la palpation méthodique (2) et patiente des différentes régions de l'abdomen : on doit s'aider encore du toucher rectal et vaginal, et enfin, de la palpation bimanuelle pour les hypochondres. La percussion et surtout le frôlement avec le phonendoscope de Bianchi ont donné aussi de bons résultats et ont permis parfois de localiser le siège et les connexions de la tumeur (3).

L'emploi du rectoscope pourra rendre de grands services dans le diagnostic des cancers de la partie inférieure de l'S iliaque il remplacera, et avec avantage, l'exploration par la sonde rectale toujours, quoi qu'on puisse dire, aveugle et brutale (4).

(1) JUNGHERZ. *Étude sur le cancer du cæcum*, Thèse Wurtzbourg, 1896.

(2) Frantz Glénard, et Obrastzoff, de Kiew, ont réglé cette palpation dans tous ses détails.

(3) Notre collègue Weil et notre ami Méheut nous ont rapporté deux observations intéressantes dans lesquelles la phonendoscopie avait permis de rattacher la tumeur à l'intestin.

(4) Voir QUÉNU et DUVAL. *Loco citato.*

La sensation d'une tumeur appréciable peut manquer pendant très longtemps, surtout chez certains malades qui restent gras avec une paroi abdominale épaisse et peu dépressible. Chez d'autres le ventre est très sensible, ou bien les anses intestinales sont distendues et il peut être indiqué de procéder à l'examen sous chloroforme.

Cette tumeur présente souvent des modifications de volume et de consistance, selon la quantité et la condensation des matières accumulées au-dessus du rétrécissement (1). Quand elle siège sur un segment intestinal libre et pourvu d'un méso, la tumeur varie également de situation au cours de divers examens. Ceci est encore un bon signe qui doit faire penser à une tumeur de l'intestin.

Les symptômes qui permettent de diagnostiquer un cancer de l'intestin sont donc :

Les *troubles fonctionnels* caractéristiques du début de l'obstruction chronique : crises de coliques paroxystiques et périodes de constipation prolongée coupées de débâcles ;

Les *signes d'affaiblissement précoce* et d'amaigrissement progressif, persistant en dépit d'un traitement médical bien conduit ;

La *perception de la tumeur*, tumeur de volume variable et pouvant occuper un siège différent au cours des divers examens.

Faut-il toujours attendre que la présence d'une tumeur vienne dicter et imposer l'intervention ? Nous ne le pensons pas ; c'est souvent perdre un temps précieux, se laisser

(1) Dans le cas de petits rétrécissements en virole, le néoplasme en lui-même est bien peu de chose, ce qu'on sent, ce sont des masses stercorales. Après une évacuation complète de l'intestin si celle-ci est encore possible la tumeur disparaît pour redevenir perceptible quelques temps après, c'est une des variétés des tumeurs fantômes.

devancer par les progrès du mal. Souvent c'est attendre qu'il soit trop tard. « Au principe stérile de la précocité du diagnostic, dit Guinard à propos du cancer de l'estomac, il faut substituer celui de la précocité de la laparotomie. »

Nous sommes de cet avis en ce qui concerne le cancer du gros intestin.

Auparavant le clinicien devra s'aider pourtant de toutes les présomptions tirées de l'âge avancé, de l'hérédité, des commémoratifs, des troubles digestifs.

Enfin il doit faire la critique de tous les symptômes présentés, discuter les probabilités, et procédant par élimination établir le diagnostic différentiel.

Les symptômes fonctionnels que présentent l'entérite tuberculeuse, l'intoxication saturnine, l'étranglement de l'intestin par des brides, vestiges d'ancienne péritonite pourraient quelquefois induire en erreur; mais il y a des commémoratifs propres, et les malades ne présentent pas les mêmes troubles généraux.

D'autre part, certaines maladies du foie, la tuberculose, certaines altérations du sang, la lymphadémie, peuvent amener rapidement de grandes modifications de l'état général mais alors les accidents locaux, les signes de subobstruction intestinale font complètement défaut.

La tumeur en elle-même n'est pas non plus un signe de certitude, il faut pouvoir la rattacher d'une façon ferme à l'intestin, il faut éliminer les tumeurs des autres viscères. Il faut éliminer le rein mobile et la rate mobile, les kystes du mésentère ou du pancréas, les tumeurs du foie, les dégénérescences de l'épiploon et surtout le cancer de l'estomac incomparablement plus fréquent que le cancer de l'intestin et qui présente d'ailleurs des symptômes particuliers.

Quand la tumeur est certainement intestinale l'erreur est encore possible. Il faut songer aux accumulations des scybales à l'invagination chronique accompagnant le plus souvent une petite tumeur bénigne. Les tuméfactions cæcales enfin peuvent dans certains cas relever, de ces appendicites anormales décrites par Vautrin (1) et nommées par Legueu et Boussenat (2) appendicites à forme néoplasique.

Dans certaines régions, aux environ de Lyon notamment, on observe des mycoses intestinales et en particulier la localisation de l'actinomycose sur le cæcum (3). Enfin à une certaine période la distinction est quelquefois impossible entre le cancer du cæcum et la tuberculose iléo-cæcale (4).

Erreurs de diagnostic.

Les erreurs de diagnostic sont fort possibles, et bien souvent elles ont été commises. Deux opérateurs que nous connaissons ont méconnu le cancer de l'intestin et, croyant à une sténose du pylore, ont pratiqué la gastro-entérostomie. M. Cosh (5), dans un cas, avait diagnostiqué une appen-

(1) VAUTRIN. Apppendicites normales. *Revue de gyn. et de chir. abd.* Février 1898, p. 53.

(2) LEGUEU et BOUSSENAT. Appendicites à forme néoplasique. *Revue de Gyn. et de Chir. abd.* Avril 1898.

(3) INGLAIS, *Actinomycose du cæcum et de l'iléon.* Thèse Lyon, 1897.

(4) BILLROTH à la Société des Médecins de Vienne présente un cas où il était impossible, pièces en mains, de se prononcer ; cité par BENOIT : *Tuberculose iléo-cæcale.* Thèse Paris 1895. Benoit indique pourtant un certain nombre de signes qui permettent de faire parfois le diagnostic différentiel, entre autres l'auscultation du poumon et la recherche des bacilles dans les matières. Peut-être pourra-t-on un jour chercher sans danger la réaction à la tuberculine.

(5) M. COSH. *Rép. Presbyt. Hosp.* Janv. 1895.

dicite. Hahn (1), Gilfort (2), Ricard, Bazy croyaient opérer une tumeur rénale, et ils tombent, les deux premiers, sur un cancer du cæcum, les autres sur un néoplasme du côlon descendant.

On peut voir encore au musée Dupuytren les pièces provenant de l'autopsie du tragédien Talma. Les médecins avaient diagnostiqué cancer de l'S iliaque, et quand le malheureux mourut après des mois d'un douloureux martyre, on trouva un rétrécissement congénital (3).

Nous avons pu par nous-même nous rendre compte de la difficulté du diagnostic et de la fréquence des méprises. Grâce à l'obligeance de nos collègues d'internat qui connaissaient l'objet de nos recherches, nous avons pu examiner un assez grand nombre de malades que l'on croyait atteints d'épithélioma de l'intestin. M. le docteur Michaux nous a permis d'en admettre d'autres dans son service de l'hôpital Broussais. Souvent on avait été trompé. Deux fois il s'agissait de néoplasme de la grande courbure de l'estomac. L'un de ces malades, dont nous devons l'observation à notre collègue Jacques Monod, présentait des mélæna, et une tumeur dans la région ombilicale. A l'autopsie on

(1) Hahn. *Berl. klin. Woch.* 1886.

(2) Gilfort, *Lancet*, 29 juillet 1893.

(3) Ces rétrécissements congénitaux de l'intestin, qui sont encore peu connus, ont été rencontrés plus fréquemment, depuis que les chirurgiens commencent à intervenir dans les accidents d'obstruction par la laparotomie exploratrice. Dans une communication à la Société anatomique (voir le *Bulletin* de décembre 1898) nous avons déjà rapporté une observation de rétrécissement congénital du duodénum. Le malade que l'on croyait atteint de cancer du pylore fut traité pendant des mois par l'emplâtre de ciguë et les lavements nutritifs. Il était absolument mourant quand il entra en chirurgie. Frank, au dernier congrès allemand de chirurgie, a rapporté également trois observations de rétrécissement congénital de l'intestin. On se hâte trop vite d'admettre de prime abord une tumeur maligne et de se croire désarmé.

reconnut des lésions dysentériques du gros intestin, avec coexistence d'un adénome développé sur la paroi anté-rieure de l'estomac dilaté (1). Dans un autre cas la tumeur était due à un kyste hématique situé dans l'épaisseur du mésocôlon transverse. Ce kyste put être énucléé facilement et le malade, déjà très fatigué et affaibli, fut sauvé par l'intervention. À la même époque arrivait d'urgence à l'hôpital Broussais une pauvre femme très cachectique qui, depuis un an, présentait une tumeur de la fosse iliaque droite, et des signes d'obstruction chronique. On avait porté le diagnostic de néoplasme du cæcum, et institué comme traitement les piqûres de morphine. Nous fûmes assez heureux pour trouver seulement dans la fosse iliaque droite, la dernière anse iléale englobée et comprimée par des brides et des adhérences. Ces adhérences, qui étaient probablement les vestiges d'une appendicite ancienne passée inaperçue, purent être détruites, et l'intestin, une fois libéré, les fonctions digestives reprirent leur cours normal (2). Certains opérateurs ont trouvé de simples lésions tuberculeuses de l'anse iléo-cæcale. M. Hartmann (3) rencontra un rétrécissement fibreux. M. Demoulin (4), un épaississement du cæcum purement inflammatoire. Dans tous ces cas l'opération est bien moins grave, et le pronostic toujours favorable. Si ces méprises sont extrêmement fréquentes, l'intervention chirurgicale est cependant tou-

(1) Dans le doute il faut se rappeler que le cancer de l'estomac est beaucoup plus fréquent que le cancer du côlon transverse.

(2) Lardennois, *Bulletin de la Société anatomique*, décembre 1898.

(3) Hartmann, cité in Thèse de Vienne. Lille, 1897. Nous-même avons rencontré une fois, mais sur l'intestin grêle, deux rétrécissements cicatriciels superposés.

(4) Demoulin, *Soc. de Chir.*, 6 avril 1898.

jours justifiée. Souvent même le malade, que l'on estimait irrémédiablement condamné, bénéficie singulièrement de la laparotomie exploratrice. Une réserve inopportune l'aurait laissé mourir. L'opération, qui permet de reconnaître la véritable lésion, peut aussi y porter remède.

Diagnostic précoce de probabilité et laparotomie exploratrice.

Cette difficulté, cette presque impossibilité dans certains cas d'arriver à un diagnostic positif avant la période terminale n'est-elle pas un argument de plus pour l'emploi systématique de la laparotomie précoce ?

Comme on l'a bien établi depuis longtemps, à cette époque, sur des malades encore vigoureux et résistants, l'intervention est extrêmement bénigne (1). Les risques sont très minimes et hors de proportion avec les bénéfices que l'on peut parfois obtenir. Le malade sera toujours sérieusement examiné et à plusieurs reprises, mais quand le diagnostic n'est pas certain, il ne faut pas attendre qu'il le devienne, alors il serait trop tard. On aurait laissé passer l'heure où l'on peut guérir. Le diagnostic probable doit suffire à justifier la laparotomie.

Dans les conditions actuelles de la science, au risque de paraître à beaucoup téméraire et imprudent, nous croyons devoir conseiller une opération extrêmement hâtive. Ce

(1) Voir GUINARD. *La cure chirurgicale du cancer de l'estomac.* Thèse Paris 1898, p. 78. En 1895, Kronlein publiait 22 cas de laparotomie exploratrice sans accidents consécutifs. PORGÈS. *Wien. Klin. Wochen.*, 1897, p. 310, a même remarqué que cette intervention pouvait dans certains cas apporter un certain soulagement au patient. Trèves est revenu sur cette question à la Société médicale de Londres, 28 février 1898. Nous avons observé nous-même le même fait chez un malade opéré par le Dr Michaux, au mois d'octobre dernier. L'opéré s'est cru guéri et il est retourné chez lui très amélioré.

n'est pas l'intervention, c'est la lésion qui tue la plupart du temps les malades opérés tardivement.

Le syndrome clinique formé par l'ensemble des crises douloureuses paroxystiques, la constipation opiniâtre, la déchéance rapide de l'état général bien constatée et vainement traitée, permet d'établir le diagnostic probable d'une lésion néoplasique du tube digestif, et dans le doute ici il ne faut pas s'abstenir, il faut intervenir.

La laparotomie exploratrice pourra devenir le premier temps d'une opération plus active, si elle est jugée possible. Avant de la pratiquer d'ailleurs, en s'aidant de tous les procédés d'investigation, on aura su rechercher autant que possible s'il n'y a pas de complications qui contre-indiquent la cure radicale, et quelles seront les conditions opératoires (1).

S'il existe une tumeur, il importe de rechercher minutieusement quelle est sa consistance, son étendue, son siège et surtout sa mobilité, s'il y a des adhérences ou si la masse paraît libre et limitée. Dans tous les cas il faut non seulement penser à la généralisation et explorer le foie, la région ombilicale, le creux sus-claviculaire, mais encore prendre le pouls et la température, examiner les urines, apprécier l'amaigrissement du sujet et compter ses chances de résistance.

(1) Ce diagnostic préopératoire des conditions locales de l'intervention est toujours incertain et incomplet comme le fait remarquer EVALD (*Berlin. Klin. Wochens.*, 1897, p. 197. Cependant il faut pour éviter les surprises, c'est-à-dire les fausses manœuvres, et les pertes de temps, s'entourer de toutes les présomptions et chercher à prévoir toutes les difficultés.

CHAPITRE IV

Légitimité du traitement chirurgical.

Dans la forme latente du cancer de l'intestin, en admettant qu'elle existe d'une façon absolue, la question thérapeutique ne peut être posée. A la période terminale du cancer, lorsque sont apparus les troubles cachectiques, l'ascite, la phlegmatia alba dolens, les eschares fessières ou bien encore, lorsqu'il existe des lésions qui ne laissent aucun doute sur la généralisation, soit une tumeur de l'ombilic (1), des bosselures à la surface du foie, toute opération est contre-indiquée à moins qu'on ait la main forcée par des accidents immédiats (2). En dehors de ces cas désespérés le cancer de l'intestin est une affection chirurgicale. L'intervention chirurgicale est toujours justifiée. La thérapeutique médicale absolument désarmée ne pouvait qu'endormir les malades et les illusionner sur leur état. Le chirurgien à notre époque peut soulager et même espérer guérir quelquefois.

Le cancer du gros intestin par sa localisation même, est un obstacle à la libre circulation des matières. Des troubles

(1) QUÉNU et LONGUET. Cancer secondaire de l'ombilic. *Revue de Chirurgie*, 1896, p. 97.

(2) Au cours des complications d'obstruction on doit toujours intervenir. La seule contre-indication est la mort.

fonctionnels assez accusés, troubles douloureux, crises de coliques paroxystiques apparaissent souvent de bonne heure. Grâce à eux on peut établir hâtivement dans certains cas un diagnostic de probalité ; la laparotomie exploratrice confirmera ce diagnostic et permettra une intervention précoce. L'épithélioma des côlons se généralise tardivement, il reste assez longtemps une tumeur locale envahissant la circonférence de l'intestin, sans diffuser beaucoup en largeur. Si l'on examine la disposition terminale des vaisseaux et des lymphatiques de l'intestin groupés en pédicules indépendants dans un méso péritonéal, si l'on considère aussi la proximité des premiers ganglions lymphatiques situés à quelques millimètres du tube intestinal, contre son bord adhérent, l'ablation totale de la néoplasie à son début ne paraît pas au-dessus de nos moyens d'exérèse.

L'intervention précoce que nous avons montrée assez souvent possible permettra d'enlever en totalité le cancer et tous ses prolongements. Ainsi, par le traitement radical, on obtiendra comme on l'a déjà obtenu d'ailleurs, soit la guérison définitive, soit du moins des sursis considérables.

D'autre part, quand le diagnostic est plus tardif, si le néoplasme est trop étendu, le malade trop affaibli ou les complications d'obstruction trop graves, la cure radicale n'est plus à pratiquer. D'ici longtemps malheureusement, par suite de l'incurie des malades ou de la trop longue prolongation des soins médicaux, ces cas seront encore comme aujourd'hui de beaucoup les plus nombreux.

Mais alors même, le rôle du chirurgien n'est pas terminé,

il doit combattre et prévenir les grandes complications qui la plupart du temps précipitent la marche de la maladie et amènent une mort rapide. Par ces interventions purement *palliatives*, toujours bénignes, l'opérateur peut encore beaucoup, il pare à l'obstruction, il met fin aux accidents infectieux. Ainsi, il soulage les souffrances du cancéreux et même dans certains cas il réussit à prolonger notablement son existence.

Quand le malade n'est pas arrivé à la période terminale le traitement chirurgical est donc bien justifié.

On doit exécuter la laparotomie exploratrice, puis, selon les circonstances, pratiquer :

Soit la cure radicale,

Soit une intervention palliative.

Cure radicale. Interventions palliatives. Indications respectives.

La cure radicale, opération grave et meurtrière encore, est relativement peu applicable jusqu'ici, mais nous en avons la conviction, elle sera souvent possible dans un avenir prochain, tout comme la cure radicale des autres cancers du tube digestif.

Ce traitement curatif doit être employé seulement dans un certain nombre de cas favorables, lorsque le diagnostic a été précoce, et chez les sujets encore résistants.

Il ne faut tenter l'entérectomie avec l'extirpation complète des prolongements cancéreux, que si elle ne paraît pas trop difficile, chaque difficulté rencontrée étant un péril de plus pour le patient. Il faut aussi savoir apprécier l'énergie vitale et la résistance limite du malade; les risques opératoires ne doivent pas être trop grands et ils doivent être compensés par l'attente rationnelle de sérieux bénéfices.

L'entérectomie ne doit être pratiquée qu'à froid; elle est absolument contre-indiquée tout au moins momentanément, au cours de graves complications infectieuses, et au cours d'accidents aigus d'obstruction intestinale. Les anses distendues encombrent le champ opératoire, les tuniques du côlon congestionnées et altérées, se déchirent facilement, le malade affaibli, ne peut supporter qu'un minimum d'opération.

Il faut agir au plus pressé, et d'abord l'empêcher de mourir. On doit dans ce cas, se résigner le plus souvent à un pis-aller, à la *colostomie*, à l'ouverture d'un anus contre nature, c'est-à-dire à la plus bénigne des interventions palliatives.

Ces opérations palliatives, qui traitent les complications seules, sont indiquées dans tous les cas, où les progrès de la tumeur, où l'état du malade rendent la cure radicale trop grave et périlleuse. Le plus souvent possible, ce sera non plus l'établissement d'un anus artificiel, mais une autre opération presque aussi bénigne et autrement féconde en résultats : On devra employer systématiquement l'*entéro-anastomose*, suivie ou non de l'exclusion du segment intestinal cancéreux.

D'après l'examen du malade et la palpation de la tumeur on peut prévoir, dans certains cas, que le traitement palliatif sera seul possible. Souvent aussi, c'est au cours de la laparotomie seulement que le chirurgien peut prendre une détermination ferme. Il doit toujours être prêt à pratiquer la résection, et ce n'est qu'après avoir constaté l'étendue des lésions qu'il peut se résigner à l'exécution d'une simple anastomose.

Nous allons étudier successivement le manuel opératoire de la laparotomie exploratrice et de l'entérectomie, puis la technique des différentes méthodes d'anastomose et d'exclusion.

Nous rappellerons à ce sujet, avec quelques détails, un procédé d'anastomose entérorectale qui nous est personnel, et nous donnerons ses indications.

Enfin nous résumerons les résultats obtenus jusqu'ici par la thérapeutique chirurgicale dans le cancer du gros intestin.

CHAPITRE V

Traitement chirurgical.

§ 1. — Préparation du malade avant l'opération.

Hors les cas d'obstruction aiguë dans lesquels il importe d'intervenir d'urgence, le chirurgien doit garder quelques jours le malade en observation.

Il peut ainsi préciser les différents éléments de diagnostic, apprécier les conditions de l'état général.

Notre maître, M. Chaput (1), insiste beaucoup sur la préparation du malade, qui demande plusieurs jours. L'antisepsie du tube digestif, si importante pour le succès, est difficile à établir quand il existe un rétrécissement néoplasique du côlon. On a conseillé de pratiquer en amont un anus artificiel pour provoquer la dérivation. Tel n'est pas notre avis. L'anus contre nature, surtout dans les premiers temps, est une cause d'affaiblissement pour le malade, il rend difficile à réaliser l'asepsie de la paroi abdominale et il est un danger de souillures au cours de l'opération. La muqueuse intestinale reste souvent infectée, et il existe souvent dans les premiers jours une diarrhée profuse due à l'entérite. Le bout inférieur de l'intestin ne se vide pas toujours par le nouvel anus, il peut rester distendu par les

(1) CHAPUT. *Thérapeutique chirurgicale des affections de l'intestin.*

matières accumulées a u-dessus de l'obstacle et qui deviennent extrêmement dures et condensées (observation due à
M. Chaput), bref la résection n'est nullement facilitée.

Si la sténose est modérée, il semble donc préférable, à
moins d'indications spéciales, de donner au malade, plusieurs jours de suite, de petits purgatifs salins qui lavent
les glandes de la muqueuse. Le calomel et le benzonaphthol
à dose très fractionnées constituent aussi les meilleurs
antiseptiques de l'intestin.

Les grands lavages boriqués et l'entéroclyse ont été
préconisés également.

On doit donner au futur opéré une alimentation choisie,
à la fois substantielle et laissant peu de résidus après la
digestion; le lait, le bouillon, les œufs, la viande hachée,
les peptones sont surtout indiqués. Le cancéreux est « chair
fragile », il faut chercher à remonter ses forces par les
différents toniques, l'alcool, le quinquina, la kola, le café.
Les injections sous-cutanées quotidiennes de sérum artificiel
sont aussi très utiles.

A l'exemple de notre collègue Guinard, nous devons insister aussi sur l'antiseptie buccale et sur les soins à prendre
au sujet de l'appareil respiratoire. Il est certain qu'une
partie des morts post-opératoires sont dues aux complications pulmonaires. Ces accidents de bronchopneumonie
bâtarde relèvent d'infections secondaires greffées sur un
terrain cachectique. Le point de départ paraît être le
milieu très septique que constitue la cavité bucco-pharyn-
gienne chez ces individus.

Par de fréquents lavages et le brossage des dents, on
pourra donc prévenir ces complications et aussi ces acci-

dents bizarres de parotidite canaliculaire que l'on retrouve dans quelques observations, et que nous avons pu étudier nous-même en 1896, chez une malade opérée par notre ami Souligoux dans le service de notre maître M. le Dr Reclus.

§ 2. — Opération.

L'entérectomie pour cancer est une opération grave et très meurtrière encore aujourd'hui. Quoi qu'on ait dit, le choix d'un chirurgien soigneux et aseptique, bien installé, bien aidé, et déjà rompu à la pratique des interventions intestinales importe beaucoup au malade.

Les temps opératoires doivent être réglés à l'avance afin d'assurer leur exécution méthodique et rapide.

Les cancéreux toujours affaiblis sont plus que d'autres prédisposés au shock ; toute économie de temps ajoute aux chances de succès : Heureuses les interventions vite menées, peut-on dire avec Forgues et Reclus. La précipitation des manœuvres est inutile et dangereuse, mais tout doit être à l'avance, prévu et préparé. On peut avoir besoin dans certains cas du plan incliné. L'opérateur a sous la main tous les instruments, les petites pinces érignes de Chaput, les clamps souples destinés à la coprostase, les petites aiguilles déjà munies d'une anse de fil blanc ou noir. Aucun incident, aucune omission ne doit prolonger la durée déjà trop grande de l'opération.

Il est indispensable de prévenir le refroidissement du malade. A l'étranger on emploie les tables chauffantes, les sacs de sable chaud, tous ces moyens pourtant très utiles sont négligés en France. Il faut tout au moins envelopper les membres d'une couche épaisse d'ouate et de flanelle et recouvrir le thorax et les cuisses d'alèzes chaudes. On doit veiller aussi à ce que le chauffage de la salle d'opération soit suffisant, c'est-à-dire que la température soit très élevée.

Anesthésie. — L'anesthésie générale nous semble nécessaire quand on veut pratiquer une opération aussi complexe et aussi longue que l'entérectomie. Van Iterson de Leiden (1) conseille cependant l'anesthésie cocaïnique et il a communiqué les résultats de 20 gastro-entérostomies et de 4 résections du tube digestif exécutées sans anesthésie générale. Cette pratique semble-t-il devrait rendre plus rares le collapsus et les complications pulmonaires. Mais Gottstein (2) est venu déclarer que les pneumonies étaient fréquentes à la clinique de Breslau à la suite des opérations abdominales pratiquées à la cocaïne.

Les chirurgiens suisses Roux, Krönlein, Kocher sont partisans de l'éther. Les Allemands et surtout les élèves de l'École de Vienne, Wölfler et von Eiselsberg emploient le « mélange de Billroth ». En France l'anesthésie chloroformique est préférée. On peut, comme nous l'avons vu pratiquer habituellement à l'hôpital Broussais, commencer par le chloroforme dont l'odeur est moins désagréable au malade et continuer ensuite par l'éther. La plus grande prudence doit toujours être apportée à l'anesthésie chez les cancéreux, mais il est certain que les fautes commises dans

(1) VAN ITERSON. VIIe Congrès International de médecine. Voir *Revue de chirurgie*, 10 octobre 1897, page 837.

(2) GOTTSTEIN. XXVIIe Congrès Société all. de Chir. *Semaine médicale*, 1898, p. 173.

l'emploi de l'éther se paient moins cher et moins immédiatement qu'avec le chloroforme.

Asepsie. — Depuis longtemps Kocher a insisté sur la pratique de l'asepsie absolue dans les interventions abdominales. Les antiseptiques altèrent les tissus et sont une cause d'intoxication. Un seul liquide doit servir pour humecter les tampons ou pour le lavage des mains c'est la solution salée physiologique. Kocher, Mickulitz et aussi beaucoup de chirurgiens allemands ont adopté l'emploi des gants. Ces gants permettent une asepsie plus sûre et ils paraissent très commodes après un peu d'habitude. Notre maître, M. le professeur Berger, pour prévenir toute inoculation par les germes de la cavité buccale, conseille de porter devant la bouche, un léger masque formé d'une compresse stérilisée, reliée par deux cordons derrière les oreilles.

En tous cas on doit prendre les plus minutieuses précautions pour éviter toute souillure du péritoine. Les mains seront lavées fréquemment. Un instrument, un tampon qui a touché une surface muqueuse doit être rejeté et ne plus resservir. Quelques opérateurs pour les différentes sutures usent à dessein de jeux d'aiguilles différents. Les unes sont munies de soie noire pour les points pénétrants, les autres de soie blanche pour les points séro-séreux (1).

(1) Toutes ces précautions d'asepsie minutieuse sont d'une extrême importance. On doit non seulement éviter les graves complications de la septicémie postopératoire, mais il faut prévenir les plus minimes accidents qui retardent la réparation des tissus et la réunion rapide des sutures. Récemment, Carnot a bien montré avec quelle merveilleuse rapidité se cicatrisaient les plaies du péritoine et des organes de l'abdomen quand les lésions étaient aseptiques. Pour les sutures intestinales bien plus encore que pour les sutures de la peau il faut chercher non seulement la réunion, mais la réunion par première intention.

§ 2. — Laparotomie.

La voie lombaire employée par les premiers chirurgiens a été justement abandonnée. Selon les cas, selon le siège de la tumeur on pratiquera la laparotomie médiane ou latérale, au-dessus ou au-dessous de l'ombilic. Greig Smith conseille, pour explorer les lésions, d'exécuter une simple boutonnière admettant l'introduction de l'index. Ce procédé, d'après lui, permet à l'opéré de se lever dès le lendemain. A notre avis une large ouverture de ventre permet seule une sérieuse exploration. D'ailleurs quand il s'agit de cancer du gros intestin, dans presque tous les cas la laparotomie doit être le premier temps d'une autre intervention soit curative, soit palliative (1).

On se trouvera bien de fixer les lèvres de la plaie avec des pinces qui les saisissent dans toute leur épaisseur. On peut ainsi les soulever fortement, comme les bords de l'ouverture d'un sac. Cette manœuvre favorise singulièrement la mise en place des compresses, et aussi la réintroduction facile des anses intestinales quelquefois chassées hors du ventre sous l'influence d'efforts de vomissements.

Le champ opératoire est isolé par de nombreuses compresses stérilisées, très chaudes, qui ferment et protègent la cavité péritonéale (2). D'autres compresses ourlent soi-

(1) L'incision doit être large et commode ; au besoin on ne doit pas craindre de l'agrandir même par une incision transversale. Faciliter l'opération c'est augmenter sa sécurité; il faut avant tout sauver le malade et ne pas trop redouter l'ennui d'une éventration consécutive.

(2) Ces compresses doivent être très chaudes; on sait que le shock peut être

gneusement les bords de la plaie. On ne doit rien apercevoir que l'étroite région immédiatement explorée.

§ 4. — Recherche et exploration de la tumeur.

Souvent le siège du néoplasme a déjà été en partie déterminé, quelquefois on opère au contraire sans indications bien nettes. La palpation sous le chloroforme elle-même n'a pas donné de renseignements précis. Il faut alors explorer méthodiquement par la vue et la palpation tout le gros intestin. L'épiploon permet d'attirer facilement dans la plaie le côlon transverse dans toute sa longueur (1). A droite le cæcum fixé dans la fosse iliaque est facilement reconnaissable. A gauche enfin, lentement, systématiquement on peut examiner le côlon descendant et l'anse sigmoïde.

La tumeur rencontrée peut être dans certains cas une masse dure et bosselée de couleur jaunâtre ou blanchâtre, tranchant sur la couleur des parties voisines. Tantôt dans la forme squirrheuse c'est un simple étranglement de l'intestin qui paraît enserré par un cordon, tantôt c'est un épaississement profond de la paroi avec surcharge graisseuse et infiltration, quelquefois même rétraction du méso péritonéal.

Avant tout commencement d'intervention il faut être

dû à la perte de calorique par évaporation à la surface de l'intestin et à l'influence du froid sur les plexus mésentériques. Certains chirurgiens emploient des compresses de gaze sèche; il vaut mieux, à notre point de vue, employer pour bien refouler l'intestin de larges compresses trempées dans la solution salée chaude et bien exprimées.

(1) Il faut toujours chercher et observer l'épiploon, il est parfois le siège de métastases.

bien fixé sur les indications et sur les conditions opératoires. Il faut explorer avec soin la mobilité de la tumeur, son étendue, ses connexions et ses adhérences.

Nous supposons que la résection est justifiée. Avant de se déterminer on doit avoir recherché les adénopathies lombaires profondes et les métastases viscérales, car si la cure radicale ne paraît pas rationnellement possible, il vaut mieux se résigner à l'opération palliative moins complexe et moins périlleuse (1).

(1) VAUTRIS (*Cong. franç. Chir.*, 1897), dit avoir tenté cinq laparotomies exploratrices pour cancer du côlon transverse sans avoir jamais pu tenter l'entérectomie.

CHAPITRE VI

Traitement radical. — Entérectomie.

La technique de l'entérectomie varie nécessairement avec le siège de la tumeur et les conditions locales rencontrées. Le manuel opératoire des interventions diffère aussi beaucoup selon les chirurgiens et même selon les diverses observations du même opérateur, car le traitement chirurgical du cancer des côlons est encore en voie d'évolution.

Nous devons étudier d'abord l'entérectomie idéale et pratiquée en un temps, telle qu'on peut l'employer pour la résection de la partie mobile du gros intestin, c'est-à-dire du côlon transverse et de la partie moyenne de l'anse sigmoïde.

Ensuite nous analyserons successivement les méthodes spéciales à la chirurgie du cæcum et de l'S iliaque et tous les procédés particuliers, procédés en plusieurs temps, procédés d'exception, exécutés autrefois par les premiers chirurgiens et dont les indications se restreindront de plus en plus.

Après la laparotomie, l'entérectomie comporte trois temps principaux :

1° *La libération et l'extériorisation de la tumeur. Coprostase ;*

2° *Résection proprement dite ;*

3° Traitement des deux extrémités de l'intestin ;

Abouchement d'un ou des deux bouts à la peau de l'abdomen et formation d'un anus contre nature.

Rétablissement de la continuité de l'intestin par l'entérorrhaphie circulaire ou par une anastomose.

§ I. — Libération et extériorisation de la tumeur.

Il est très important d'enlever l'intestin néoplasique comme « un sac septique » sans l'ouvrir. Autrefois on sectionnait une des extrémités du segment cancéreux entre deux pinces, on le libérait dans toute sa longueur jusqu'à ce qu'on pût dépasser les limites du mal et enlever l'autre bout par un dernier coup de ciseaux. Cette méthode, peut-être plus facile, mais certainement plus dangereuse, doit être abandonnée sauf dans certains cas spéciaux. La cavité intestinale doit rester ouverte durant le minimum de temps possible. Quelque soin qu'on prenne à la coprostase et à l'isolement des bouts sectionnés par des compresses enveloppantes, la souillure du champ opératoire est toujours le grand danger de l'intervention.

La section du tube intestinal doit être tardive et pratiquée seulement autant que possible hors de l'abdomen. Elle doit donc succéder à la libération complète de toutes les adhérences. La destruction de ces adhérences offre des difficultés variables selon qu'il s'agit de tractus assez longs, le plus souvent épiploïques, ou bien de connexions intimes à la paroi ou aux autres viscères.

Les longues brides épiploïques sont simplement sectionnées loin de la tumeur et entre deux ligatures. Pour la libération des autres adhérences il est important d'amener le plus qu'on pourra l'intestin malade au niveau de la plaie, au milieu des compresses, hors du ventre.

On ne doit pas se livrer à une sculpture intra-abdominale aveugle, dit Defontaine ; il faut être bien à son aise et bien voir ce qu'on fait. Au besoin, on peut comme Bloch inciser le péritoine pariétal en dehors du côlon lombaire et le décoller ainsi de la profondeur. Les tractions prudentes que l'aide exécute avec deux doigts coiffés d'une compresse facilitent la manœuvre. Si cette extériorisation de la masse néoplasique est impossible, tous les autres temps de l'entérectomie sont alors très-pénibles et il est peut-être préférable de se résigner à l'anastomose intestinale.

Les adhérences à la paroi abdominale sont souvent solides et étendues ; il vaut mieux dans ce cas tailler dans la paroi et enlever toute la portion adhérente à la tumeur. Quand il s'agit de connexions intimes avec une autre anse intestinale, l'utérus et la vessie, il faut circonscrire les adhérences avec le doigt et chercher à trouver un plan de clivage sans ouvrir l'intestin.

L'apparition d'une surface finement striée fait reconnaître la couche musculeuse. La muqueuse au contraire, qu'il faut bien prendre garde de déchirer, présente un aspect grisâtre et des boursoufflures. Des adhérences trop intimes au foie, à l'estomac ou à une autre anse intestinale peuvent contre-indiquer le traitement radical. La libération du bord postérieur de l'intestin est souvent le temps le plus pénible, la poursuite des noyaux lymphatiques qu'on ne doit jamais laisser, peut mener le chirurgien très loin : il y a des décollements, des hémorrhagies et quelquefois, ce qui est plus grave, des déchirures vasculaires qui compromettent la nutrition d'une anse de l'intestin. Dans ce cas on examine longuement cet intestin : s'il est pâle, affaissé, sans mouvements péristaltiques, il est prudent de le réséquer, car la gangrène serait certaine.

Enfin la tumeur est mobilisée et si on a pu l'amener à l'extérieur, on vérifie minutieusement les limites du mal en préparant une ablation très large du côlon cancéreux et des ganglions de son méso. En général la résection du mésocôlon se fait cunéiforme. Pour une ablation portant sur le côlon transverse, on dessine un losange que l'intestin divise en deux triangles inégaux. L'un de ces triangles, très allongé, est découpé dans le grand épiploon ; l'autre, moins étendu, tronqué et restant toujours à quelque distance de la grande courbure de l'estomac, est taillé dans le mésocôlon. Les vaisseaux sont pincés et liés séparément.

Coprostase et occlusion temporaire de l'intestin de chaque côté des futures incisions. — S'il est nécessaire, il faut en les exprimant avec les doigts faire refluer les matières aussi loin que possible en amont et en aval de la tumeur. En tout cas, de chaque côté des futures sections du côlon on devra assurer la coprostase, et prévenir la contamination du champ opératoire par l'issue des matières ou du liquide intestinal. De multiples modèles d'instruments coprostatiques ont été imaginés par les différents opérateurs ; quelquefois c'est un aide qui pratique l'occlusion par la pression digitale ; il est plus simple de se servir de larges pinces élastiques comme les pinces de Doyen, modérément serrées.

Il semble inutile de garnir les mors d'un tube en caoutchouc. On se sert également d'une longue pince de Kocher. Avec la pince coprostatique on peut commodément attirer l'intestin en manipuler la tumeur sans crainte de se souiller les doigts.

§ 2. — Résection proprement dite.

L'entérectomie, pour être utile, doit être extrêmement large. La longueur de l'intestin enlevé n'influe pas sensiblement sur la gravité de l'opération. La crainte de ne pouvoir rétablir la continuité du tube digestif par l'entérorrhaphie circulaire ne doit pas non plus arrêter l'opérateur (1). Avant tout l'exérèse doit être complète et radicale. De chaque côté du néoplasme l'incision doit être faite à quelques centimètres de distance dans le tissu sain.

La section de l'intestin doit être perpendiculaire à son axe ou même elle doit être orientée de telle sorte qu'on enlève plus d'intestin du côté de son bord convexe (Madelung). L'incision du côlon doit continuer l'incision du méso péritonéal. En aucun cas on ne doit laisser dépasser un petit segment d'intestin dépourvu de son hile nourricier. Une telle négligence a amené souvent la mort du malade par sphacèle et perforation intestinale.

Cette résection du gros intestin est toujours délicate, car c'est ouvrir une cavité septique dans le péritoine, et il est difficile malgré la coprostase d'éviter à coup sûr toute infection du champ opératoire. Depuis longtemps on avait imaginé de placer au-dessous du segment colique à réséquer une compresse spéciale surajoutée. Cette compresse « bil-

(1) Cette préoccupation semble bien à tort cependant avoir arrêté quelques chirurgiens.

L.   5

lot » comme l'a dénommée Chaput, absorbe les bavures de la section et on ne l'enlève qu'après la terminaison des sutures. Souvent aussi un aide éponge et essuie la tranche muqueuse avec un petit tampon monté, imprégné de sublimé.

D'autres chirurgiens comme Vautrin (1) usaient du thermocautère qui assure à la fois l'asepsie et l'hémostase. Doyen (2) emploie un procédé qui nous paraît un grand perfectionnement et qui semble donner toutes les conditions désirables de sécurité; nous l'avons d'ailleurs essayé plusieurs fois sur le cadavre.

Il emploie sa pince spéciale ou angiotribe dans le but d'écraser, en amont et en aval de la tumeur à enlever, les tuniques moyennes et internes de l'intestin. « Celui-ci se trouve alors réduit à une mince paroi qu'on étreint dans deux solides ligatures de soie. A deux centimètres de ces ligatures, du côté de la tumeur, le calibre de l'intestin est fermé avec deux pinces longues à mors très élastiques.

Il sectionne alors l'intestin à 8 ou 10 millimètres des deux ligatures entre elles et chacune des pinces qui isolent le tronçon à réséquer. Les petites portions de muqueuse qui peuvent persister sont détruites au thermocautère et le segment malade est isolé après ligature des vaisseaux mésentériques qui viennent à donner du sang.

L'hémostase du mésentère terminée, le champ opératoire est parfaitement aseptique. Il est alors loisible de fermer définitivement les bouts supérieurs et inférieurs par un double fil en cordon de bourse rejetant plus profondément

(1) VAUTRIN. *Congrès français de Chirurgie*, 1897.
(2) DOYEN. *Congrès français de Chirurgie*, 1897.
DOYEN et ROUSSEL. *Congrès français de Chirurgie*, 1898.

la ligature de soie qui a été coupée au ras des nœuds, et d'exécuter une entéro-anastomose ou encore une entérorrhaphie circulaire (1).

§ 3. — Traitement des deux bouts de l'intestin.

Certains chirurgiens, pour abréger l'opération, ont simplement abouché à la peau les deux bouts de l'intestin, projetant de guérir consécutivement cet anus contre nature par une autre intervention ou simplement l'application de l'entérotome. Cette méthode, méthode de Paul, de Volkmann, peut être un procédé de nécessité dans certains cas et en particulier dans la chirurgie de l'S iliaque.

En général la résection idéale doit être suivie du rétablissement de la continuité du tube digestif.

L'établissement de l'anus artificiel demande un peu moins de temps que l'entérorrhaphie, mais elle est pour l'opéré une cause d'affaiblissement et surtout un sujet d'infection précoce dans les premiers jours.

Franck Kendals (2) en 1889 faisait observer déjà que la mortalité de la colectomie suivie de l'anus contre nature était presque aussi considérable que celle de l'entérectomie idéale avec réunion de l'intestin. Ce fait tient sans doute à ce qu'on emploie l'anus contre nature dans les cas les

______

(1) Lorsque la suture doit être faite bout à bout, Doyen réunit les deux extrémités qui devront communiquer à plein canal, par deux plans superposés qui affrontent d'abord les deux demi-circonférences correspondant à l'insertion mésentérique. Il termine alors sur les demi-circonférences antérieures restées libres le surjet profond. C'est seulement au moment de finir ce surjet profond qu'il attire au dehors les deux ligatures qui oblitéraient la lumière intestinale et qu'il les coupe.

(2) *Med. chir. trans.*, vol. LXXII, 1889.

plus graves et à la suite d'opérations déjà longues et laborieuses.

Mais nous avons déjà insisté ailleurs sur ce qu'avai de pénible et de répugnant les tristes sujétions que détermine la colostomie (1). L'opéré une fois guéri reste un malheureux infirme mal odorant et toujours souillé. Il revient réclamer au chirurgien la guérison complète, au prix d'interventions souvent multiples, toujours sérieuses et incertaines dans leurs résultats.

Lorsque l'on veut rétablir la continuité du tube digestif, on peut employer à cet effet différents modes d'abouchement. On peut se servir aussi soit de sutures, soit des différents appareils spéciaux de coaptation imaginées dans ces dernières années.

Les plaques de Senn, les bobines végétales taillées à la façon de Landerer ou de von Baracz semblent avoir passé de mode. On utilise toujours le bouton de Chaput (2) et surtout le merveilleux instrument conçu par J. Murphy de Chicago. Nous-même, nous nous sommes laissé aller à faire exécuter un nouveau bouton, analogue à celui de Murphy, mais dont les cylindres sont aiguisés de façon à faire emporte-pièce (3).

La méthode de réunion par les boutons dans la chirurgie de l'intestin a le mérite d'être très rapide, et dans de telles opérations, sur des sujets affaiblis comme les cancé-

---

(1) LARDENNOIS. De l'anastomose entéro-rectale. *Revue de Gyn. et de Chir. abdominale*, mars-avril 1899, p. 279.

(2) Dernièrement M. Chaput a indiqué une nouvelle technique plus expéditive encore pour placer son bouton.

(3) LARDENNOIS. Expériences sur un nouveau procédé d'anastomose. *Bulletin de la Société anatomique*, mars 1899, p. 300

reux, l'économie de temps est un important facteur de succès. Le grand avantage aussi c'est qu'elle est à la portée de tout opérateur même peu spécialisé dans les interventions intestinales. Les chirurgiens de grande pratique, rompus à la technique des sutures, sont en somme le petit nombre. Avec l'emploi du bouton, le dernier temps de la résection devient plus facile et plus sûr, car d'une façon générale, il est plus aisé de bien appliquer un bouton que de faire une bonne suture. C'est depuis l'apparition des plaques de Senn et des boutons métalliques que la chirurgie gastro-intestinale s'est largement vulgarisée, surtout à l'étranger.

Après la résection du gros intestin, les boutons toutefois sont moins indiqués à cause de la consistance pâteuse des matières à ce niveau. Dans certaines observations, la lumière du cylindre central s'est trouvée obturée par une scybale à demi-condensée et le malade a succombé à l'obstruction (1).

C'est, a-t-on dit, remplacer provisoirement le rétrécissement cancéreux par un autre rétrécissement. Au dernier Congrès de chirurgie, Jordan de Heidelberg (2) est venu déclarer que dans la clinique de Czerny, on employait couramment le bouton de Murphy, mais que l'on avait dû renoncer à son usage dans les interventions sur les côlons. Tout récemment encore cette question vient d'être discutée à la Société belge de Chirurgie (3).

Sutures. — L'entérorrhaphie par les sutures reste le procédé idéal, quand elle est pratiquée par un chirurgien expérimenté. Après l'exécution d'une bonne suture convenable-

(1) VAUTRIN. *Loc. cit.*
(2) JORDAN. *XXVIIe Cong. de la Soc. All. de Chir.* 1898.
(3) VERNEUIL. *Soc. belge de Chir.,* in *Gaz. hebd.* 23 mars 1899, p. 288.

ment serrée et bien étanche toute complication est évitée.

Elle doit être faite toutefois en bon tissu et ne supporter aucune tension. Parmi les multiples procédés imaginés (1), la méthode de Kocher, que nous avons employée plusieurs fois sur le chien, nous paraît la plus simple et la meilleure. On se sert de préférence de soie fine, blanche ou noire, le fil de couturière, plus résistant, a l'inconvénient de couper plus facilement les tuniques intestinales. Le catgut est cassant peu souple et moins bien maniable.

La suture en surjet, la vieille suture du pelletier est absolument indiquée, elle est hémostatique, elle est d'une exécution beaucoup plus rapide et aussi beaucoup plus sûre. De la continuité du fil il résulte que la coaptation des tissus est d'autant plus parfaite et l'occlusion d'autant plus hermétique que l'intestin est plus distendu.

Le fil doit être arrêté tous les quatre points pour que le relâchement d'une anse ne retentisse pas sur tout le surjet. C'est la méthode Roux de Lausanne, c'est le surjet à points passés de Doyen, « variété de surjet fait de telle sorte que tous les trois ou quatre points, le fil est arrêté en repassant l'aiguille au travers du point précédent ».

En France, un certain nombre de chirurgiens utilisent encore la petite aiguille de Reverdin ou bien l'aiguille latérale de Chaput. Avec un peu d'habitude il est bien plus commode de se servir de petites aiguilles droites ou courbes, munies à l'avance d'une anse de fil ; l'aiguille ronde de couturière à chas ouvert se manie aisément avec ou mieux sans porte-aiguille (2).

(1) Voir Derocque. De l'entérectomie. Thèse Paris, 1893.
(2) On peut se servir du porte-aiguille de Doyen ou d'une simple pince à forcipressure.

L'aiguille longue, aiguille de modiste, se tient mieux en main, mais elle ne peut servir au niveau des angles et quand les parois à suturer ne sont pas bien tendues, la petite aiguille courbe est alors préférable.

Pour rétablir par les sutures la continuité du tube digestif après l'entérectomie, on peut employer, selon les indications, des méthodes différentes.

Entérorrhaphie circulaire (termino-terminale).

Entérorrhaphie longitudinale de Chaput.
(Peu indiquée pour le gros intestin.)

Implantation latérale.
Fermeture en cul-de-sac de l'une des extrémités et entérorrhaphie termino-latérale. Elle est employée après la résection de l'anse iléo-colique.

Apposition latérale.
Entéro-anastomose immédiate ou à distance, après fermeture en cul-de-sac des deux extrémités de l'intestin.

Au niveau du côlon, le rétrécissement dû à l'adossement considérable de la séreuse par les points de Lembert n'est pas à craindre. Comme on ne peut croiser autant qu'on le voudrait les deux bouts à réunir et qu'on peut cependant lesrapprocher convenablement et sans aucune tension, l'entérorrhaphie circulaire est le plus souvent indiquée.

Quand les deux extrémités de l'intestin sont bien étalées, hors du ventre, toujours sur la compresse billot, émergeant à peine des champs opératoires, la manœuvre est presque aussi aisée que l'anastomose latérale et les résultats immédiats semblent préférables.

Les parois intestinales doivent être bien tendues et à cet effet les fils suspenseurs placés selon la méthode de Jaboulay sont très utiles. On se trouvera bien aussi de repérer et d'accoler à l'avance les deux lèvres de la tuniqueà réunir au moyen des petites pinces-érignes de Chaput.

Il faut préparer son ouvrage tout comme fait l'ouvrière en couture.

Quand tout est bien disposé, affronté et tendu, le « faufilé » se fait mécaniquement sans aucune faute et sans aucun retard.

Les points de surjet seront distants de quatre millimètres environ. Un aide expérimenté est très utile. Il doit tendre convenablement le fil, le lâcher et le serrer à point sans déchirer les tissus ou relâcher le commencement du « faufilé ».

Deux plans de suture suffisent en général.

Comme le conseille Kocher (1), le premier plan doit prendre toutes les couches de la paroi, le plus possible de séreuse, le moins possible de muqueuse, c'est la suture de fixation. Après avoir essuyé la première suture avec la solution salée, on pratique la seconde suture, suture d'union qui accolant largement les deux séreuses enfouit le premier surjet nécessairement septique. La suture d'union circulaire contourne sans interruption l'intestin et l'on peut nouer le dernier chef du fil avec le premier.

Jaboulay, comme dans l'entéro-anastomose, réunit d'abord

(1) Tous les détails de la pratique de Kocher nous ont été communiqués par un des assistants de la clinique de Berne, notre ami le Docteur Wihlboltz.

les deux demi-circonférences postérieures, puis successivement, il continue et ferme en avant le cercle profond, et enfin le cercle séro-séreux.

Quelques points séparés de Lembert sont surajoutés s'ils semblent nécessaires, c'est surtout au niveau du bord mésentérique que l'affrontement peut rester défectueux.

Il ne faut pas oublier de fermer par quelques points de suture la brèche taillée dans le méso péritonéal, dans cet orifice laissé béant une anse grêle pourrait venir s'étrangler.

On ne doit terminer l'opération et refermer la paroi qu'après être bien sûr de la solidité et de l'étanchéité de la réunion (1).

Toilette péritonéale. Fermeture du ventre. — Après avoir retiré la compresse billot et toutes les compresses qui protégeaient le champ opératoire, il faut procéder à la toilette du péritoine. On essuie avec un tampon aseptique les lignes de suture, on assèche toute accumulation de sang, et une dernière fois on s'assure qu'il ne persiste aucun suintement, aucune crainte d'infection ou d'hémorrhagie.

Dans ces conditions il semble inutile et peut-être nuisible de fixer l'anse suturée à la paroi, on peut la protéger en la recouvrant du grand épiploon relevé simplement par-dessus, comme un voile.

Les procédés extra-péritonéaux et les tentatives de drainage n'ont eu qu'un médiocre succès. Broca cependant

(1) La réunion de l'intestin doit être circulaire et complète. On ne doit laisser à aucun prix une fistule ouverte à la peau. C'est inutile et c'est surtout dangereux. Cette prétendue soupape de sûreté n'est pas une garantie pour la suture, elle est une grosse chance d'infection.

a laissé par précaution une petite lanière de gaze très
étroite qu'il retira le deuxième jour.

Autres techniques. — Ce procédé de suture circulaire,
par *adossement*, est le procédé définitif, couramment employé. Les différents procédés *d'invagination*, les procédés
par *abrasion* ont été exécutés avec succès par certains chirurgiens mais non d'une façon constante.

Il ne rentre pas dans le cadre de notre thèse d'exposer toutes
les nombreuses variétés de sutures imaginées et décrites
dans ces dernières années. Beaucoup d'ailleurs minutieusement exposées et souvent publiées, n'ont jamais été employées chez l'homme. L'étude de ces nouvelles méthodes,
souvent très ingénieuses, est fort intéressante. On peut se
reporter pour étudier cette question à la thèse de Derocque
(1) ou bien aux importants traités de Jeannel ou de Terrier
et Baudoin. Instruit par l'exemple de nos maîtres des hôpitaux, nous pensons qu'il est parfaitement inutile de multiplier et de compliquer les procédés opératoires. Toutes ces
différentes techniques comportent un manuel opératoire
plus délicat, des manœuvres spéciales, la dissection ou bien
l'abrasion d'une des tuniques de l'intestin. Elles n'ont pas
pour elles la simplicité de la suture par adossement, d'une
application si parfaitement méthodique et bien réglée. Enfin
à notre avis le procédé d'entérorrhaphie que nous avons
décrit, a, sur tous les autres, l'avantage capital de laisser
l'intestin ouvert pendant le moins de temps possible et par
conséquent de restreindre au minimum les chances d'infection par son contenu septique.

(1) DEROCQUE. *Loc. cit.*

Réunion par une anastomose pratiquée dans la proximité ou à distance. — A la suite de résections étendues, surtout au niveau du côlon ascendant et du côlon descendant, la coaptation des deux bouts est irréalisable ou tout au moins n'est possible qu'en effectuant une certaine traction. Dans ces conditions l'entérorrhaphie circulaire est complètement contre-indiquée. Si les deux extrémités intestinales en contact sont tendues et tiraillées, l'échec des sutures est assuré et la mort par péritonite absolument certaine.

On doit donc dans ces cas, après la résection, fermer en cul-de-sac les deux bouts coliques et rétablir la continuité de l'intestin par une anastomose pratiquée le moins loin possible, là où elle est aisée et de rapide exécution.

L'oblitération des bouts de l'intestin ne prolonge pas beaucoup l'opération, elle peut être pratiquée rapidement par invagination. Derocque conseille la suture de Gély. Nous-même avons employé souvent sur le chien une méthode plus expéditive encore et utilisée souvent déjà par nombre de chirurgiens. — On saisit les lèvres de l'orifice intestinal tout près du bord avec une série de pinces à forcipressure comme on saisit les bords du sac dans la cure radicale de hernie. Avec une anse de fil nouée tout près du bec des pinces, l'orifice est froncé et fermé. A un centimètre du pédicule, sur le petit dôme ainsi formé, on exécute un surjet séro-séreux en cordon de bourse. On serre lentement les deux chefs du cordon de bourse, tandis que l'aide, avec une pince, refoule en dedans et invagine la première ligature qui est vite enfouie et enterrée. On complète au besoin l'invagination par quelques points séparés ou par un autre fil également faufilé en cordon de bourse (1).

(1) Battle dans deux cas, pratiqua l'anastomose latérale, mais sans fermer les deux bouts de l'intestin qu'il laissa ouverts à la peau. Quelques semaines après il ferma l'anus contre nature ainsi établi et il obtint deux succès.— Soc. Harveïenne de Londres, 6 avril 1899.

Senn avait proposé de renoncer à l'entérorrhaphie circulaire. Il pratiquait l'occlusion des deux bouts et un peu au-dessus il établissait l'anastomose avec les plaques d'os décalcifié qui portent son nom. Frey montre que les deux petits culs-de-sac ainsi laissés s'atrophient rapidement et le résultat final, après quelques mois, se rapproche beaucoup du résultat obtenu par l'entérorrhaphie circulaire. Derocque prenant aussi cette même méthode, imagina son procédé du bouton emporte-pièce. Cette anastomose des deux anses intestinales immédiatement au-dessus de leurs extrémités obturées par des sutures, est indiquée surtout quand les deux extrémités à rapprocher sont de dimensions inégales (1). Nous la verrons surtout employée après la résection de l'anse iléo-cæcale, soit que l'on ferme seulement le bout colique pour implanter l'iléon au-dessus, sur la paroi latérale, du côlon ascendant, *implantation latérale*, soit que l'on ferme les deux bouts comme l'a fait Tuffier en pratiquant un abouchement latéral, *réunion latéro-latérale*.

§ 4. — Autres méthodes.

L'entérectomie ainsi pratiquée est le procédé de choix, c'est le procédé qui devra être habituel dans l'avenir. D'autres méthodes d'ailleurs, et très *nombreuses*, ont été employées en des circonstances diverses.

Nous avons vu pratiquer d'abord la dérivation des

(1) Dans l'anastomose latérale, on obtient un orifice de communication plus considérable que dans l'entérorrhaphie circulaire. De plus, on n'a pas à se préoccuper de la nutrition du bord mésentérique dont la suture est toujours délicate. C'est de ce côté, en effet, que l'on a le plus souvent observé les fissures ou les points de nécrose.

matières par une entéro-anastomose, puis effectuer la résection comme second temps de l'opération. M. Chaput dans un cas de cancer du cæcum exécuta ainsi une iléo-colostomie avec son bouton, puis fixa au dehors du ventre l'anse iléo-cæcale, qu'il étrangla par un cordon élastique.

Souvent aussi, l'opération est faite en plusieurs temps; on pratique dans une première séance un anus contre nature ou bien encore une entéro-anastomose, et on procède à la résection proprement dite dans une autre séance quelques jours ou quelques semaines après.

Souvent d'ailleurs, comme dans les cas d'Israël, de Hochenegg, de Nélaton et Souligoux, la colostomie, l'entéro-anastomose, l'exclusion, paraissaient les seules interventions justifiées lors de la première laparotomie. Puis après ces interventions palliatives, l'état général du malade semble se relever. La tumeur même paraît quelquefois régresser par l'atténuation de l'infection toujours surajoutée au cancer. On est donc encouragé à tenter secondairement l'entérectomie. C'est ainsi qu'à la suite d'interventions successives, Nélaton a pu aborder la cure radicale chez quelques malades dont l'observation est rapportée dans la thèse de Compoint: Dans un cas, l'anus cæcal est d'abord établi pour parer aux accidents immédiats d'occlusion. Deux mois après, Souligoux pratique par son procédé une iléosigmoïdostomie. Six semaines après cette nouvelle intervention, on réussit à enlever la tumeur qui siégeait sur le côlon ascendant et à guérir le malade de son anus cæcal.

Il y a quelques années encore, après les premières entre-

(1) RECLUS. *Cliniques de l'Hôtel-Dieu*, p. 312.

prises si souvent suivies de revers, ces méthodes prudentes étaient bien justifiées.

Notre maître M. le Dr Reclus avait imaginé une technique également facile et bénigne. On doit encore la conseiller dans certains cas (1): « Dans l'hypothèse d'une tumeur non adhérente, si l'état général du malade en pleine occlusion ne se prêtait point à la résection, si la dégénérescence englobait plusieurs anses, la tumeur serait attirée hors du ventre de telle sorte que les portions saines de l'intestin en aval et en amont du néoplasme puissent adhérer au péritoine pariétal, spontanément ou par sutures, puis la tumeur serait rasée au bout de quelques jours dans le premier cas, soit immédiatement dans le second. Il resterait après cette extirpation un anus à deux ou plusieurs orifices.

Cette intervention que Reclus a pratiquée deux fois est supérieure à l'anus artificiel pur et simple au-dessus de l'obstacle, puisqu'elle supprime la tumeur et ouvre par conséquent la porte à l'espérance d'une guérison radicale»(1).

Bloch (2) de Copenhague et Chavannaz (3) avaient conseillé également pour tous les cas un procédé lent et prudent qui aujourd'hui se trouve bien rarement indiqué. Bloch pratiquait successivement l'extériorisation de la tumeur, sa résection et l'entérorrhaphie circulaire par une série d'interventions. Au point de vue documentaire il est intéressant de rapporter les différents temps de sa technique.

1° Fixation de l'anse malade en dehors du péritoine jusqu'à apparition d'adhérences ;

<hr>

(1) Forgues et Reclus *Thérapeutique chirurgicale*, II, p. 316.
(2) Bloch. *Loco citato.*
(3) Chavannaz. Thèse Bordeaux, 1891.

2° Résection et entérorrhaphie extra-péritonéale (1).

3° La continuité du tube intestinal étant assurée, réintroduction de l'anse dans l'abdomen.

A côté de ces méthodes anciennes et inspirées par la gravité de l'entérectomie idéale, il est des procédés particuliers que justifient les conditions spéciales de l'extirpation du cancer dans les différents segments du gros intestin.

RÉSECTION DE L'ANSE ILÉO-CÆCALE

La résection de l'anse iléo-cæcale a fait l'objet d'importants travaux.

Après Baillet, Carel a rapporté de nombreuses observations et donné la technique employée par son maître M. Tuffier.

La tumeur bien découverte et aisément explorée par une large incision latérale sera isolée par des compresses de la grande cavité péritonéale. La dissection du cæcum est assez facile, les ganglions altérés sont situés contre le bord adhérent et ainsi ils sont enlevés en même temps que la tumeur (2). La réunion de l'intestin après la résection est par contre plus pénible. Le côlon ascendant est dépourvu du méso, peu mobilisable, accolé à la paroi. Les deux bouts des segments intestinaux sont de calibre inégal bien que l'intestin grêle soit souvent distendu. Pour exécuter l'enté-

---

(1) Cette suture, dans un cas tout au moins, observation III de la thèse de Charannaz, ne fut pas suivie de succès et Bloch n'obtint qu'un anus contre nature qu'il dut traiter 3 mois après par la résection et l'entérorrhaphie circulaire. Cette entérorrhaphie extra-péritonéale nous paraît bien aléatoire.

(2) Il faut avoir bien soin aussi de rechercher et de libérer l'appendice en entier. Sinon, on le sectionne en travers en enlevant la tumeur. C'est là une cause d'infection et un danger de péritonite.

rorrhaphie circulaire il faut donc *pratiquer la suture en raquette* comme dans le procédé de Billroth (première manière) après la pylorectomie.

On peut aussi sectionner obliquement le bout iléal (1) (Madelung) et rétrécir par un pli l'extrémité colique (Billroth). Il nous semble préférable en pareil cas d'avoir recours à l'implantation latérale, ou à l'anastomose latérolatérale après fermeture en cul-de-sac des deux extrémités. C'est ainsi qu'a procédé Tuffier dans une intervention pour tuberculose cæcale. Tuffier (2) insiste surtout sur trois points:

1° Ouverture dernière de la cavité intestinale.

2° Dès la section, ligature en masse de la muqueuse toujours septique.

« On saisit avec de petites pinces et on ferme l'intestin comme le meunier ferme son sac ».

3° Anastomose iléo-colique latérale.

RÉSECTION DU CANCER DE L'S ILIAQUE

Pour l'extirpation du cancer de l'S iliaque le nombre des procédés employés est très considérable, ce qui tient à la diversité des cas observés.

L'S iliaque est une anse intestinale libre et flottante, se continuant d'une part avec le côlon descendant appliqué à la paroi lombaire et d'autre part avec le rectum fixé étroitement aux dernières vertèbres sacrées. La dénomination qui peint le mieux sa disposition est certainement celle que lui a donnée Trève, c'est une anse Ω. Selon le

(1) L'iléon est d'ailleurs souvent distendu; en amont de tout rétrécissement la rétro-dilatation est de règle.

(2) TUFFIER, *Revue de Gyn. et de Chir. abd.*, 1898, n° 3.

siège inférieur, médian, ou supérieur de la tumeur cancéreuse, les conditions opératoires seront toutes différentes ; après la résection du néoplasme la réunion des deux bouts reste possible et impossible.

Tout récemment Quénu et Duval (1), ont traité cette importante question de la thérapeutique chirurgicale du cancer du côlon pelvien et réuni 45 observations. Ils divisent tout d'abord les diverses méthodes employées en deux catégories. Les unes indiquées pour les néoplasmes de la partie inférieure et pour le cancer recto-sigmoïde sont l'extension à l'anse oméga des procédés appliqués au rectum supérieur. Sans parler des cas spéciaux où le prolapsus de la tumeur en a permis la résection par la voie anale, on a employé la voie périnéale, la voie sacrée et enfin dans ces dernières années les procédés à voies combinées sacro-abdominale, abdomino-sacrée, abdomino-périnéale.

Les autres méthodes qui nous intéressent surtout, puisque la chirurgie rectale sort du cadre de cette étude, ne sont que l'application des différentes techniques de la chirurgie intestinale.

L'entérectomie est pratiquée d'après les principes habituels. Quelquefois facile quand le côlon pelvien peut être extrait hors du ventre, elle est souvent pénible et malaisée, quand il faut se livrer à une dissection aveugle de l'intestin adhérent et de son méso infiltré loin dans la profondeur, tout contre la paroi iliaque ou pelvienne.

Là où les procédés diffèrent c'est dans le traitement des deux bouts supérieur et inférieur. Quand on peut les

____

(1) QUÉNU et DUVAL. Étude clinique et thérapeutique du cancer du côlon Iléo-pelvien. *Bull. Soc. chir.*, 2 novembre 1898.

amener en contact on pratique l'entérorrhaphie circulaire c'est l'opération de Reybard.

Certains chirurgiens plus prudents, craignant un échec de la suture par suite du tiraillement des deux parties à réunir, accolent les deux extrémités de l'intestin comme les deux canons d'un fusil double et les fixent tous deux à la peau. Cet anus contre nature n'est établi que provisoirement et on espère en faire la cure ultérieure par l'application de l'entérotome. C'est le procédé de Volkman.

Mais il arrive souvent qu'on ne peut coapter ces deux extrémités, l'une à l'autre. L'inférieure le plus souvent attenant au rectum est peu mobilisable. Au niveau du cæcum ou du côlon transverse on pourrait fermer les deux bouts en cul-de-sac et dériver la circulation intestinale par une anastomose. On abouche deux anses libres placées l'une en amont l'autre en aval, la difficulté est tournée et la continuité du tube digestif se trouve rétablie.

Au niveau de l'S iliaque, jusqu'ici une telle technique semblait irréalisable, l'anastomose d'une anse d'intestin avec le rectum paraissait au-dessus des ressources de l'art.

La réunion des deux bouts étant impossible et l'anastomose en aval impraticable (1), les chirurgiens se sont résignés à fixer le bout supérieur à la peau et à l'établir en un anus définitif.

Que faire du bout inférieur du bout rectal retranché ainsi du tube intestinal.

(1) Nous citons seulement pour mémoire la conception de Nicoladoni. Ce chirurgien voulait interposer entre les deux bouts une anse réséquée sur l'intestin grêle et conservée avec son mésentère. (NICOLADONI. *Wiener med. pres.*, 1887, n 250.)

On peut quelquefois le fixer à la peau. C'est ce qu'a fait Barton. Le plus souvent, comme il est assez court, on le ferme alors par invagination au moyen d'un double fil en cordon de bourse et on l'abandonne dans le petit bassin, c'est la méthode de Madelung, c'est la méthode classique (1).

Enfin certains chirurgiens pour des raisons diverses, au lieu de laisser ce petit cul-de-sac rectal, veulent en pratiquer l'extirpation par la voie périnéale, soit dans la même séance soit quelque jours après. Ils emploient le procédé abdomino-périnéal tel que l'a réglé M. Quénu, pour les cancers recto-sigmoïdes.

Toutes ces méthodes ont pu donner des succès; grâce à elles de nombreux malades ont pu bénéficer de notables survies. Cependant elles sont passibles d'un gros reproche, l'établissement d'un anus artificiel absolument définitif, alors qu'au périnée il reste un sphincter intact et inutile.

Au point de vue général, le résultat est peu consolant. Etre fatalement condamné à cette triste sujétion de l'anus contre nature, rester exposé à toutes les misères et à tous les accidents consécutifs, c'est payer assez cher la prolongation souvent limitée de l'existence.

Remplacer l'anus artificiel par l'anastomose entéro-rectale nous paraît un grand progrès. Par notre procédé du bouton emporte-pièce décrit un peu plus loin, on peut aboucher une anse intestinale, soit l'extrémité supérieure de l'S iliaque, soit même la dernière partie de l'iléon dans le petit

---

(1) Quelquefois la coaptation des deux bouts de l'intestin est encore possible mais l'exécution d'une entérorrhaphie est impraticable de par la situation profonde et la fixité de l'une des deux extrémités.

cul-de-sac rectal laissé par Madelung et dériver par là la circulation des matières. L'anus contre nature est ouvert non pas à la peau mais à la partie inférieure de l'ampoule, au besoin, immédiatement au-dessus du périnée. *L'opéré utilise son sphincter encore continent et soumis à la volonté. Au lieu d'être définitivement un malheureux infirme il reste dans des conditions fonctionnelles presque normales.*

CHAPITRE VII

Traitement palliatif.

Si le malade est trop affaibli, il ne doit pas encourir les risques d'une intervention aussi grave que l'entérectomie. Si l'ablation totale de la tumeur des ganglions lymphatiques et de la chaîne lymphatique d'union paraît impossible, si des complications sont survenues, s'il existe de vastes adhérences, des fistules ouvertes à la peau ou dans les cavités viscérales, les tentatives de résection ne sont pas justifiées. Il faut renoncer à tout espoir de guérison.

Pourtant on ne doit jamais s'en tenir à la laparotomie exploratrice. Il faut combattre les accidents d'obstruction chronique dont souffre toujours le cancéreux. Il faut prévenir ces terribles complications qui si fréquemment précipitent la terminaison fatale. On doit pratiquer une opération palliative, *l'entéro-anastomose* qui est aujourd'hui une intervention simple et bénigne, *l'exclusion* de l'intestion cancéreux, et, tout au moins dans les cas désespérés, *l'anus contre nature.*

§ 1. — Entéro-anastomose.

Quand l'état du malade permet encore l'anesthésie générale et une intervention abdominale de quelque durée, quand il s'agit, non pas de combattre de graves accidents d'occlusion, mais seulement de les prévenir, l'entéro-anastomose est l'opération du choix. Exécutée pour la première fois par Maisonneuve, sa pratique a été vulgarisée en France, par notre maître M. Chaput (1) dans un important mémoire paru en 1894 et par Boiffin, de Nantes (2).

C'est, dit Chaput, « un anus contre nature qui débouche non pas à la peau, mais dans une autre anse d'intestin ». Cette intervention au point de vue fonctionnel donne des résultats bien supérieurs à ceux de l'anus artificiel que l'on est souvent obligé de placer sur le cæcum ou même sur l'iléon. Elle n'entraîne pas à sa suite tous les ennuis et toutes les misères d'une infirmité odieuse et répugnante. On doit donc l'employer dans la plupart des cas. Aujourd'hui, dans l'état actuel de la pratique chirurgicale, c'est d'ailleurs une opération simple et rapide beaucoup moins meurtrière que l'entérectomie : « l'absence de résection donne à cette opération une bénignité si particulière qu'il importe de considérer ce fait comme une des caractéristiques les plus importantes de ce procédé opératoire (3).

Pour exécuter l'anastomose on peut employer le procédé de la pince en plusieurs temps, selon la technique de Chaput. Les Anglais et les Américains se servent des plaques de Senn ou des différents boutons. Enfin on use généralement de la méthode des sutures.

Procédé par la pince de Chaput. — On pratique la lapa-

(1) CHAPUT. De l'entéro-anastomose. *Arch. gén. de Médecine*, 1891, t. I, p. 323.

(2) BOIFFIN. *Rev. de chir.* et thèse doct.

(3) CHAPUT. *Loc. cit.*

rotomie (1), on choisit les deux anses à réunir et après les avoir accolées sur une étendue de cinq à six centimètres, on les fixe dans la plaie. Une très petite incision est exécutée sur chaque intestin, elle permet l'introduction d'une des branches de la pince entérotome. L'entérotome est articulé et serré progressivement. Lorsqu'il est tombé, la communication est établie et il reste seulement à fermer les deux petits orifices intestinaux. C'est là un procédé lent et complexe, mais qui avait autrefois le grand avantage d'être plus sûr et plus bénin que les longues manipulations intestinales.

Procédé par le bouton de Murphy. —Murphy, en 1895, dans une statistique d'anastomoses pratiquées avec son bouton, citait déjà trois interventions de ce genre pour obvier aux rétrécissements cancéreux.

Quénu, en 1894, a indiqué une technique très simple. Sur le bord convexe d'une des anses à anastomoser on mesure un cercle ayant les dimensions d'une pièce de cinq centimes; ce cercle est circonscrit avec un fil de soie faufilé qui pénètre jusqu'à la sous-muqueuse.

On incise alors la paroi suivant un des diamètres du cercle, et sur le milieu de l'ouverture on fait encore deux petites incisures perpendiculaires à la première.

Cette incision cruciale permet d'introduire facilement le

____

(1) Si la distension des anses intestinales paraît un obstacle à l'opération, on peut suivre la pratique de M. Michaux et pratiquer sur un point de l'intestin une incision évacuatrice que l'on pourra refermer après très rapidement. Cette incision est un danger d'infection; cependant si on l'établit hors du ventre sur des compresses spéciales, avec précaution, on peut éviter toute souillure du champ opératoire ou des doigts du chirurgien.

chapeau du bouton mâle. Le fil est serré autour du collet et le bouton bien enchâssé. On exécute de même l'application du bouton femelle sur l'autre anse intestinale et on articule les deux pièces. Murphy et la plupart des « boutonnistes » ne pratiquent jamais de surjet séro-séreux complémentaire.

Procédé du bouton de Chaput. — Tout récemment, M. Chaput a donné une nouvelle technique pour appliquer son bouton.

Les précautions de coprostase étant prises, il pratique une incision intestinale suffisante pour les dimensions du bouton. Puis on borde les lèvres de cet orifice avec une suture continue. Cette suture ne doit pas comprendre toute la longueur de l'incision, mais elle doit permettre d'entourer seulement le fond de la gouttière de ce bouton bobine.

Le bouton est introduit. Les chefs du fil sont noués sur la gouttière et le reste de la plaie est fermé par des points séparés.

La lumière du bouton étant momentanément oblitérée par un tampon, on pratique une incision semblable à la première sur le bord convexe de l'autre anse intestinale, incision qu'on borde également d'un surjet. Quand les deux rebords de la bobine sont ainsi bien enchâssés de chaque côté, il suffit de les rapprocher à travers les parois intestinales et de placer quelques points séro-séreux très espacés pour parfaire l'affrontement.

L'anastomose pratiquée avec les boutons est extrêmement simple et rapide, mais nous avons déjà signalé les inconvénients de son application à la chirurgie du gros intestin. Czerny, Marwedel, Vautrin ont eu des morts à la suite de l'obstruction de la lumière du bouton par le contenu à demi pâteux des côlons. A moins de circonstances bien spéciales, il faut donc en rejeter l'emploi.

Méthode des sutures. — Le mieux est certainement d'exécuter l'anastomose à l'aide des sutures. Pour un opérateur un peu expérimenté, c'est une intervention facile et rapide. Quelquefois on a sectionné l'iléon, fermé le bout inférieur et implanté le bout supérieur sur la paroi latérale du côlon, c'est *l'anastomose termino-latérale* (1). Le plus souvent on se borne à accoler latéralement les deux anses intestinales, *approximation latérale, anastomose latéro-latérale* et on emploie la méthode de Wölfler utilisée couramment pour la gastro-entérostomie.

Le manuel opératoire est le même et les différents temps absolument semblables.

Les deux anses intestinales sont attirées hors de l'abdomen et bien enveloppées de compresses imprégnées d'eau salée très chaude.

Les deux intestins sont accolés latéralement sur la petite compresse spéciale « compresse billot », leurs parois bien tendues et fixées l'une à l'autre par de petites pinces érignes de Chaput.

Par l'expression avec les doigts on a fait refluer les matières de chaque côté et on a placé les pinces coprostatisques. — On exécute avec la suture continue à points

____

(1) JABOULAY, voir SARONON. *Lyon médical*, 4 août 1895.

passés la demi-circonférence postérieure du plan séro-séreux, en arrondissant très en avant les deux extrémités (1).

Puis les deux bords convexes des intestins étant ouverts au thermocautère, on pratique rapidement le premier surjet circulaire, surjet de fixation, en prenant toujours le moins possible de muqueuse, le plus possible de séreuse.

La cavité intestinale une fois refermée, on essuie soigneusement ce premier plan de suture avec de l'eau salée et on l'enfouit en terminant la demi-circonférence antérieure du plan séro-séreux. Deux surjets superposés sont généralement suffisants. Au besoin, on peut renforcer la suture aux deux angles par quelques points de Lembert.

Le procédé de notre ami Souligoux, que nous avons vu employer plusieurs fois avec succès, nous paraît avoir aussi une grande valeur (2). Nous inclinerions volontiers à en faire un des procédés de choix lorsqu'on n'est pas pressé par des accidents immédiats. Les escarres produites par l'écrasement et l'attouchement à la potasse caustique tombent au bout de 48 heures et la communication entre les deux intestins s'ouvre alors que la soudure intime des deux parois est effectuée. Ce procédé est très rapide, puisqu'il suffit d'exécuter un seul surjet d'affrontement séro-séreux. Il est surtout très sûr puisque l'intestin n'est pas ouvert au moment de l'opération et que le champ opératoire reste toujours parfaitement aseptique.

Quelle que soit la technique employée pour l'exécution de l'entéro-anastomose, il est certains principes qu'il ne faut jamais oublier :

(1) Quelques opérateurs comme notre maître M. Tuffier placent même à ce moment les points de la demi-circonférence antérieure à la façon de Halsted.

(2) Souligoux. *Presse médicale*, 22 juillet 1896. n° 59, p. 313.

1° Les deux anses intestinales doivent pouvoir être accolées sans tiraillements.

2° Elles seront orientées de telle façon que l'abouchement soit pratiqué dans le sens des contractions péristaltiques.

3° L'orifice de communication doit être très large, afin de prévenir toute crainte de rétrécissement consécutif.

On peut quelquefois réunir les deux anses intestinales situées immédiatement en amont et en aval du rétrécissement. Le plus souvent, par suite de la fixité des segments coliques on est amené à exécuter une anastomose à distance. Selon la localisation, l'étendue, les adhérences de la tumeur cancéreuse, le siège de l'anastomose sera variable :

On devra pratiquer :

La cæco-colostomie,

La colo-colostomie,

L'iléo-colostomie,

L'iléo-sigmoïdostomie,

L'entéro-rectostomie.
{ Sigmoïdo-rectostomie.
Colo-rectostomie.
Iléo-rectostomie.

Pour les premières variétés d'anastomose, le manuel opératoire est le même et on peut employer les différentes techniques déjà exposées. Nous allons insister au contraire sur les difficultés de l'entéro-rectostomie. Cette anastomose est souvent indiquée, car le cancer est fréquent au niveau de l'S iliaque et du segment recto-sigmoïde. On pourrait l'employer simplement comme intervention palliative pour tourner l'obstacle et dériver la circulation des matières, ou bien encore comme deuxième temps du traitement radical, pour rétablir la continuité du tube digestif après la résection. Nous avons étudié déjà ailleurs et avec plus de détails les indications et les conditions de l'anastomose entéro-rectale par un nouveau procédé qui nous est personnel (1).

ANASTOMOSE ENTÉRO-RECTALE. PROCÉDÉ PERSONNEL

Jusqu'ici quand la néoplasie siégeait sur l'anse iléo-cæcale et sur les côlons au-dessus de l'S iliaque, l'obstacle pouvait être aisément tourné et la circulation intestinale dérivée sans difficultés. Il n'en était pas de même pour le cancer de la partie pelvienne de l'anse oméga. L'anastomose avec le rectum paraissait impossible ou trop périlleuse. Dans ces cas il fallait encore recourir à ce triste pis aller qui est la colostomie. Wassilief, à l'occasion d'un malade chez qui le rétrécissement siégeait au niveau de l'S iliaque et qui portait déjà un anus cæcal, conçut l'idée de l'iléo-rectostomie. Il en fit le sujet de sa thèse inaugurale (2). Cette idée était d'une exécution difficile. Les interventions conseillées par Wassilief par la voie abdominale et la voie périnéale combinées sont bien complexes et hasardeuses, nous ne croyons pas qu'elles aient été jamais pratiquées.

Comme au fond du bassin, contre la paroi antérieure du sacrum, il est à peu près impossible d'exécuter de bonnes sutures, nous avons songé à employer un bouton.

(1) LARDENNOIS. De l'anastomose entéro-rectale et de son exécution par le procédé de l'emporte-pièce. *Revue de Gyn. et de Chir. abd.*, mars-avril 1897, p. 270, et expériences sur un nouveau procédé d'anastomose. *Bull. de Soc. anat.*, mars 1899, p. 300.

(2) WASSILIEF. Thèse Paris, 1894.

Après de nombreuses recherches et l'expérimentation sur le chien, nous croyons avoir rendu facilement réalisable en pratique l'anastomose entéro-rectale (*) à l'aide d'un bouton emporte-pièce.

Nous nous servons actuellement d'un bouton de Murphy de gros calibre, légèrement transformé. La pièce mâle est un peu modifiée. Le bord libre de son cylindre est taillé en biseau aux dépens de sa face interne. Ainsi il peut couper et perforer. Le bord du cylindre femelle est taillé également en biseau, mais aux dépens de sa face externe. Étant rapprochées, les deux pièces sectionnent les tissus à la façon des deux branches d'une paire de ciseaux.

Après la laparotomie et le choix de l'anse qu'il faut anastomoser, l'opérateur applique la partie femelle du bouton selon la technique habituelle.

Un aide introduit le demi-bouton mâle par l'anus au moyen d'une pince courbe spéciale et l'applique fortement contre la face antérieure du rectum. Ainsi il détermine une saillie visible et tangible sur la paroi. Le chirurgien, par une pression prudente et régulière, exécute alors l'articulation des deux pièces du bouton à travers les tuniques rectales soulevées et tendues. La pièce mâle en s'emboîtant dans le cylindre femelle fait emporte-pièce. L'anastomose est ainsi aisément constituée :

Instrumentation. — Comme instruments spéciaux, deux seulement sont nécessaires, un bouton pouvant faire

(1) Nous disons anastomose entéro-rectale. Selon les cas, on peut anastomoser au rectum la partie moyenne de l'anse oméga, quelquefois le côlon transverse ou le cæcum et le plus souvent l'iléon.

emporte-pièce et une longue pince courbe destinée à porter la pièce mâle de ce bouton dans le rectum.

Bouton emporte-pièce. — Nous avions essayé d'abord un bouton analogue à celui de notre collègue Derocque, mais, depuis, nous nous sommes servi avec succès, sur le chien, de celui de Murphy légèrement aiguisé. Il nous a suffi de faire exécuter un « chanfrein » sur le bord libre des deux cylindres du bouton. Ainsi ce bord, taillé en biseau, est suffisamment coupant et pénétrant. Le chirurgien, par définition, doit être adroit de ses mains. Chacun peut donc rapidement, avec une petite lime, pra-

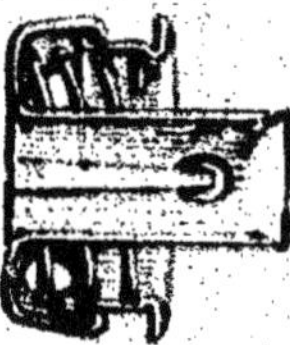

Fig. 3. — Bouton emporte-pièce, partie mâle; le bout libre du cylindre est taillé en biseau.

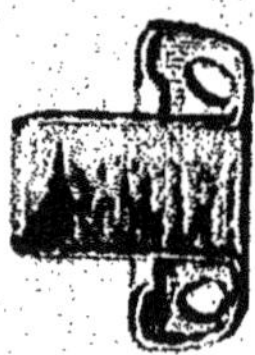

Fig. 4. — Bouton emporte-pièce, partie femelle.

tiquer sur le bouton de Murphy cette petite modification et aiguiser les deux cylindres.

La muqueuse rectale seule doit d'ailleurs être perforée; les autres tuniques ayant été dissociées avant l'emboîtement des deux pièces mâle et femelle. Chez l'homme, il faut prendre le bouton du plus gros calibre.

Pince porte-bouton. — Pour porter la pièce mâle du bouton dans le rectum, nous avions imaginé une pince courbe à longs mors que nous avons fait construire par M. Auvray. Depuis, nous avons fait établir chez M. Collin un modèle un peu perfectionné et démontable.

Cette pince, comme on peut le voir sur le dessin dû à notre ami Toupet, porte un arrêt à crémaillère. Elle est

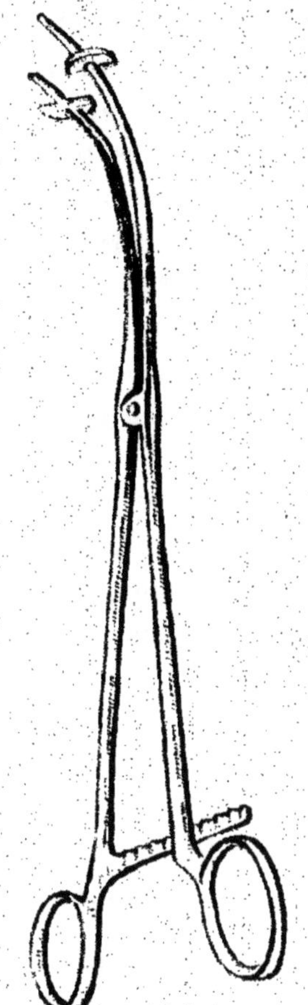

courbe et assez longue, de façon à pouvoir bien appliquer le bouton sur la face antérieure du rectum.

L'articulation des branches est une articulation excentrée

comme celle des dilatateurs utérins. Ainsi, en rapprochant les anneaux, on écarte les mors. Les extrémités de ces mors pénètrent dans le cylindre (1).

Un petit arrêt en saillie a été ménagé pour supporter le bouton et l'empêcher de s'enfoncer plus avant. Les anneaux sont alors serrés et les mors s'écartent, fixant et maintenant le cylindre du bouton par une pression excentrique. C'est ainsi que, dans le tubage du larynx, l'extracteur de Ferroul fixe et maintient le tube d'O'Dwyer.

Pour retirer la pince, l'anastomose une fois établie, il suffit de déclancher la crémaillière et d'écarter les anneaux. Les mors se rapprochent et sortent du cylindre, sans rien mouvoir ni ébranler (2).

A ces deux instruments spéciaux, bien simples, peu coûteux, faciles à nettoyer et à stériliser, il faut joindre tout ce qui est nécessaire pour pratiquer la laparotomie : une très large valve sus-pubienne, comme celle de Collin, des pinces à forcipressure, des aiguilles rondes de couturière ou de modiste à chas ouvert, et munies à l'avance d'une anse de soie blanche ou noire.

Manuel opératoire. — *Division.* **—** L'entéro-rectostomie peut être pratiquée seule, comme opération palliative

---

(1) Il faut les placer sur le côté des deux petits crochets à ressort qui doivent s'enfoncer dans le pas de vis de la pièce femelle ; sans quoi l'articulation des deux boutons peut être gênée.

(2) Cette pince est très utile et très commode. A la rigueur, on pourrait la remplacer par un champ courbe et élastique, dont les mors entreraient dans le cylindre du bouton. Dans ce but, on peut extemporanément interposer un petit tampon d'ouate ou un morceau de gaze stérilisé entre les mors de la pince pour les écarter. Ainsi, on leur permet d'entrer à frottement dans le cylindre du bouton et de bien y adhérer. Ce procédé peut servir en cas de nécessité, mais la manœuvre est plus délicate.

devant dériver la circulation intestinale, ou bien encore, comme nous l'avons vu, elle peut être le complément d'une résection intestinale, et sert à rétablir la continuité du tube digestif.

Dans ces deux cas, le manuel opératoire diffère légèrement. Enfin, après l'iléo-rectostomie, il est utile, par une petite manœuvre, de compléter la *séquestration* de la portion d'intestin exclue ; c'est ce que nous allons exposer successivement.

Cette technique de l'anastomose entéro-rectale est celle que nous avons réglée après de nombreuses expériences sur le cadavre et quelques opérations sur le chien. Elle comprend différents temps successifs :

I. — Laparotomie sus-pubienne.

II. — Recherche de l'anse que l'on doit aboucher dans le rectum, soit l'S iliaque, soit l'iléon. S'il y a lieu, c'est à ce moment que nous oblitérons le calibre de l'intestin en aval du point choisi pour l'anastomose.

III. — Application au point choisi de la pièce femelle du bouton.

IV. — Introduction de la pièce mâle dans le rectum. Enfoncement et bascule de la pince porte-bouton pour faire saillir le cylindre emporte-pièce du demi bouton mâle sur la paroi rectale antérieure.

V. — Sur le relief ainsi déterminé par la pression de la pièce mâle, dissection et dissociation des tuniques du rectum jusqu'à l'apparition de la muqueuse amincie et presque perforée.

VI. — Emboîtement des deux pièces du bouton en les serrant à fond par une pression bien régulière et pratiquée parallèlement à leur axe.

L.   7

VII. — **Enlèvement de la pince. Suture de la plaie abdominale.**

Avant l'opération. — Si on le peut, il faut purger le malade et faire l'antisepsie intestinale. On doit toujours avoir bien soin d'évacuer le contenu du rectum et de désinfecter autant que possible sa cavité par de grands lavements très chauds et même par le tamponnement iodoformé. Il peut être indiqué aussi de relever les forces du malade, quelquefois épuisé et bien « fragile », par des injections sous-cutanées de sérum artificiel.

Opération. — L'anesthésie générale est nécessaire.

Le malade est placé sur la table de Trendelenburg, car une légère inclinaison est très utile pour débarrasser le petit bassin des anses intestinales. Son siège sera soulevé au-dessus du plan du lit par une alèze roulée. Les jambes sont légèrement écartées, de façon à ce qu'on puisse aisément introduire la pince intra-rectale et faire basculer les mors par en haut en appuyant les branches contre la table. La vessie a été soigneusement vidée.

La salle d'opération est suffisamment chauffée, point important pour éviter le choc dans toutes les opérations intestinales. Pour isoler le champ opératoire et refouler les intestins, on a, toutes préparées, de fortes et larges compresses de toile, trempées dans la solution salée physiologique très chaude.

L'opérateur se place à la droite du patient pour reconnaître facilement le cæcum et la dernière anse iléale.

Laparotomie médiane. Large incision sous-ombilicale et descendant très bas sur le pubis.

On place la grande valve sus-pubienne, qui transforme

la fente pariétale en une ouverture triangulaire large et béante.

Les lésions sont rapidement reconnues et ainsi la décision prise rapidement. Nous supposerons que l'on doive pratiquer l'iléo-rectostomie (1).

On examine avec soin la dernière anse iléale et on l'approche du rectum pour bien choisir l'emplacement de

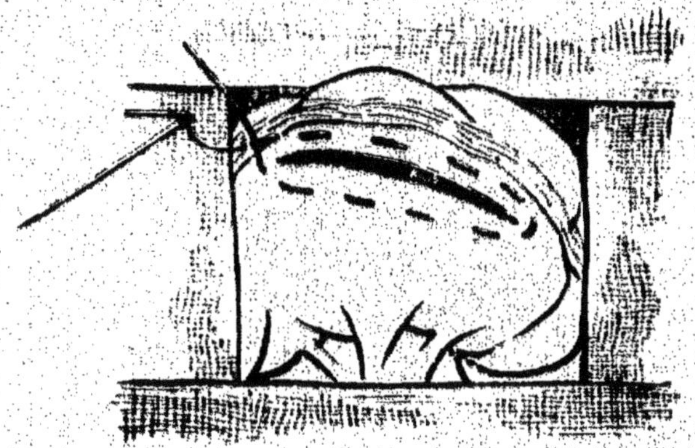

Fig. 6. — Surjet séro-séreux elliptique, pratiqué sur le bord libre de l'intestin avec une aiguille de couturière. Incision selon le grand diamètre de l'ellipse.

l'anastomose. Celle-ci doit se faire toujours dans le sens des mouvements péristaltiques et, point important, les parties de l'intestin rapprochées ne doivent être nullement tiraillées. L'anse une fois choisie, des compresses refoulent l'intestin et isolent le champ opératoire. La vessie vide est « plaquée » derrière la symphyse pubienne. A ce moment, nous conseillons de pratiquer l'oblitération du segment intestinal que l'on doit exclure.

(1) Sur les figures jointes à ce mémoire, figures dues à l'obligeance de notre ami Toupet, on peut suivre les différents temps de l'anastomose sigmoïdo-rectale. L'opération est absolument semblable.

Mise en place de la pièce femelle du bouton. — Il importe d'aller rapidement et surtout d'éviter la contamination du péritoine par l'issue du contenu intestinal. La cavité de l'iléon doit rester ouverte le moins de temps possible.

Avec un fil de soie fine, on exécute sur le bord convexe de l'intestin un « faufilé » en forme d'ellipse un peu allongée et dont le diamètre correspond au diamètre du chapeau du bouton. Ce surjet n'est pas perforant, mais il pénètre

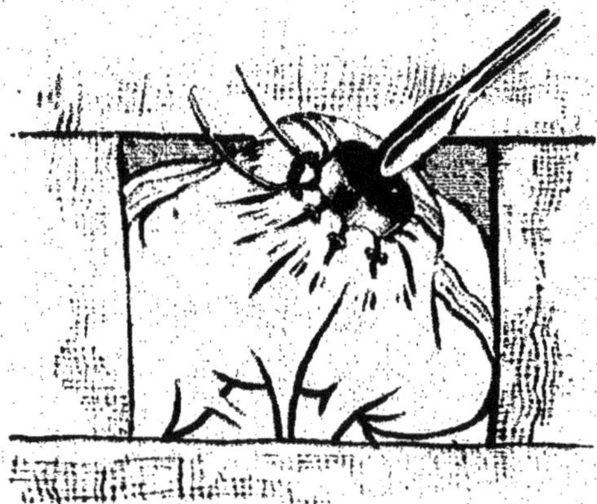

FIG. 7. — Le bouton femelle a été introduit de champ à l'aide d'une pince à forcipressure. Il est maintenu par un aide tandis que l'opérateur serre les deux chefs du cordon de bourse.

seulement les couches superficielles et la sous-muqueuse. Il est pratiqué en quelques instants lorsqu'on se sert de la longue aiguille ronde, dite aiguille de modiste, que l'on tient très bien en main. Les deux chefs du fil sont croisés, car ils vont servir à resserrer l'orifice tout comme les cordons d'une bourse.

Alors, sur le grand diamètre de l'ellipse, prudemment, à petits coups de ciseaux, on incise la séreuse et la musculeuse, puis la muqueuse qui s'everse, plissée et godronnée. En opérant ainsi bien exactement sur le bord convexe de l'intestin, et avec les ciseaux qui mâchent un peu les tissus, on n'a pas d'hémorrhagie et on évite tout retard nécessité par l'hémostase. L'aide essuie simplement avec un petit tampon monté. En tenant l'anse très haut, hors du ventre, entre des compresses, faire la coprostase est inutile.

Le bouton femelle est fixé par l'extrémité de son cylindre au bout d'une pince hémostatique. On entre-bâille avec la pince à griffes la plaie intestinale et on enfonce de champ le chapeau du bouton qui entre très facilement. Pendant que l'aide le maintient horizontal et tire en haut son collet, l'opérateur noue et serre les cordons de la bourse. Au besoin, et pour mieux appliquer contre le cylindre du bouton les lèvres de la boutonnière, il les embrasse encore dans une anse de fil.

Le cylindre du bouton, toujours maintenu par la pince à pression, est entouré isolé dans des compresses aseptiques. Pour plus de précautions, on peut oblitérer sa lumière avec un petit tampon d'ouate ou mieux avec du beurre de cacao (1). Ainsi la cavité intestinale ne reste jamais ouverte, et le péritoine n'est menacé par aucune souillure.

Introduction de la pièce mâle, emporte-pièce. — La pièce mâle est montée sur la pince ; il est bon de remplir son

_____

(1) Il suffit de faire stériliser la pièce femelle du bouton dans une capsule de beurre de cacao. Le beurre de cacao fond à 29° ; il est donc rapidement liquéfié et la circulation des gaz peut s'effectuer immédiatement après l'opération.

cylindre de beurre de cacao ou simplement de vaseline.
Enfin, précaution utile, aux orifices du chapeau est atta-
chée une longue soie qui passera par l'anus. Ce fil servira

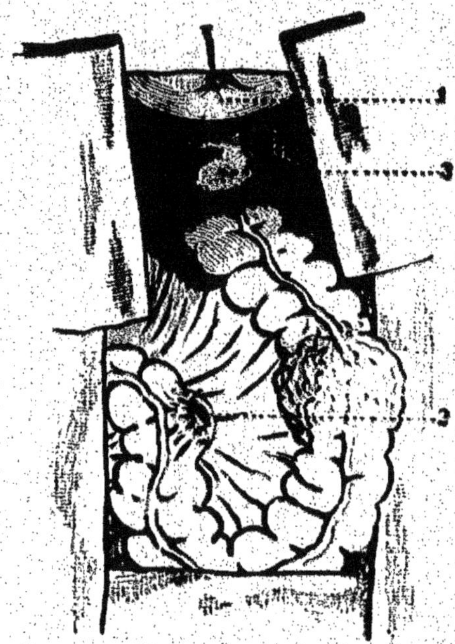

FIG. 8. — Le malade est vu dans la position du plan incliné.
1, Vessie rétractée en avant. — 2, Bouton femelle enchâssé dans l'intestin au-
dessus de la tumeur. — 3, Bouton mâle qui a été introduit par l'anus sur la
pince porte-bouton ; il tend et soulève la paroi antérieure de l'ampoule rectale.
Il ne reste plus qu'à coiffer cette saillie avec le bouton femelle et à articuler
les deux pièces par une pression méthodique.

plus tard ; si la chose est nécessaire, il permettra de solli-
citer, par de très prudentes tractions, l'évacuation plus
prompte du bouton.

Un aide quelconque, introduit doucement par l'anus la pince porte-bouton et, avec précaution, l'enfonce dans l'ampoule. Alors, baissant et basculant les anneaux, il applique fortement en avant le cylindre emporte-pièce, qui soulève la paroi rectale au point choisi par l'opérateur (1).

(1) Cette introduction du bouton dans le rectum n'offre pas de difficultés. Dans certains cas pourtant l'aide peut rencontrer quelques obstacles qu'il est aisé d'ailleurs de surmonter. Il faut se rappeler, la direction du rectum qui affecte

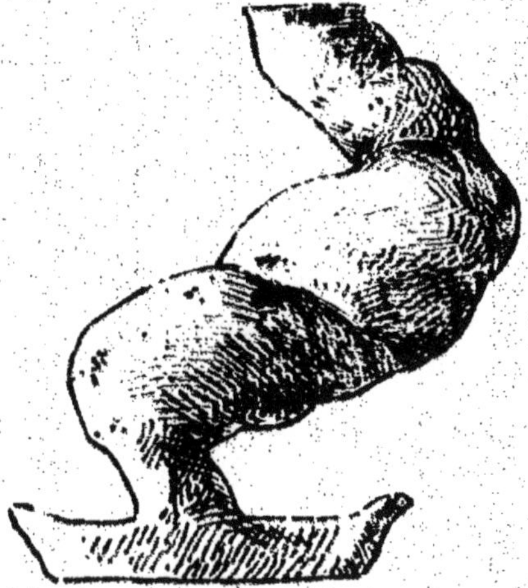

FIG. 9. — Moulage en plâtre du rectum, d'après QUÉNU et HARTMANN (*Chirurgie du rectum, t. I*).

très grossièrement la forme d'un Z à demi couché. La pince est dirigée d'abord vers l'ombilic, puis les branches doivent être élevées très haut vers la symphyse pour permettre l'introduction de son bec dans l'ampoule. Celle-ci souvent paraît déformée et effondrée dans la concavité du sacrum à la façon d'une cellule ou d'une niche de saint creusée dans un mur. La pince qui s'enfonce dans l'angle supérieur de la niche peut-être alors arrêtée par un repli de la muqueuse. Mais toute difficulté cesse lorsque l'opérateur tirant l'S iliaque hors du bassin redresse et tend le segment rectal au-devant du bouton. Au besoin il peut même soulever la paroi antérieure, pour ouvrir largement la voie et faire glisser l'intestin sur la pince que l'aide maintient immobile.

Ce dernier, de l'œil et, au besoin, du doigt, suit le trajet du bouton ; il dirige la manœuvre et donne les ordres. Quelquefois, s'il veut établir une anastomose bas située, il doit auparavant effondrer le cul-de-sac de Douglas et libérer avec l'index la paroi antérieure du rectum dans sa partie extra-péritonéale.

Emboîtement des deux pièces du bouton. — L'opération pourrait être rapidement terminée par l'application forcée du bouton femelle sur la saillie que dessine le bouton mâle. Cette manœuvre peut réussir lorsque le bouton affilé sert pour la première fois et que la paroi rectale n'est pas très épaisse. Nous l'avons faite à plusieurs reprises, mais nous avons eu aussi, dans certains cas, de grosses difficultés.

D'une façon générale, avant de procéder à l'articulation des deux segments du bouton anastomique, il est nécessaire de faciliter la section de l'emporte-pièce en dissociant les couches superficielles de la paroi rectale souvent épaissie ou infiltrée dans le cas où l'on intervient. Le plus souvent, c'est avec la pince et le bistouri que nous avons procédé à cette dissection un peu délicate. Quelquefois, nous nous sommes servi du couteau, du thermocautère, quand l'anastomose était pratiquée à la partie toute inférieure du rectum.

Ainsi, sur le bouton saillant qui fait billot, on fend le péritoine et la graisse sous-péritonéale, on écarte les fibres musculaires qui forment deux couches épaisses superposées ; on aperçoit alors la muqueuse, transparente, d'un blanc grisâtre ; elle fait hernie dans la plaie de la paroi, poussée par la pression de la pince porte-bouton. Quand on la voit bien amincie et dégagée soigneusement sur tout

le cercle qui correspond à l'ouverture du cylindre emporte-
pièce, c'est le moment de pratiquer l'articulation (1).

L'aide, sans changer de place, appuie toujours contre la

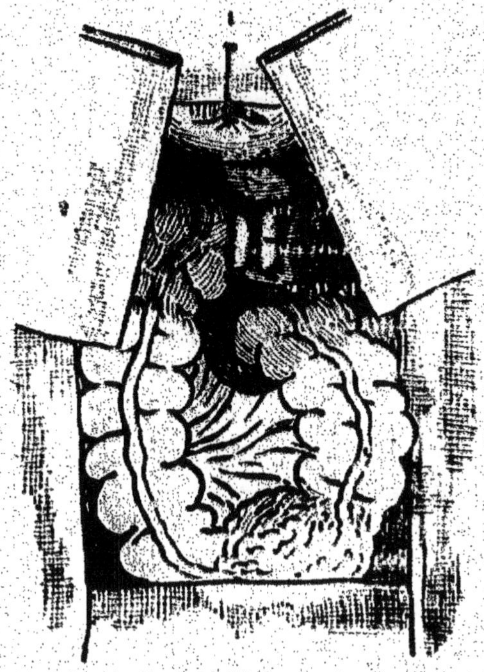

FIG. 10.

1. Vessie. — 2. Anastomose effectuée à la partie moyenne du rectum. On aperçoit la saillie que dessine le bouton articulé.

paroi rectale. L'opérateur applique sur la saillie si bien
dessinée le cylindre de la pièce femelle. Et prudemment,

(1) Nous avons donné à notre technique le nom de procédé de *l'emporte-pièce*.
Le mot est expressif, il fait bien image mais au point de vue absolu, il n'est
pas exact. Il vaut mieux dissocier et disséquer soigneusement la tunique musculaire du rectum avant d'articuler les deux pièces du bouton.

sans forcer, il exerce une pression régulière, parallèle à l'axe des deux cylindres. L'articulation se fait ainsi et facilement, mécaniquement. La muqueuse, mince et friable, est sectionnée, l'anastomose est établie. La circulation intestinale peut s'effectuer aussitôt.

On doit s'assurer que l'engagement est effectué à fond et que les séreuses sont bien affrontées.

Il est inutile, d'après Murphy et la plupart des « boutonnistes », d'ajouter tout autour un surjet séro-séreux ; d'ailleurs, en pareil cas, au fond du petit bassin, il serait très difficile d'exécuter cette suture.

Ce qu'on pourrait faire, à la rigueur, c'est d'imiter la pratique de certains opérateurs allemands et de badigeonner la ligne de réunion avec de la traumaticine pour la rendre plus étanche.

Nous avions bien songé pour nous à employer ce procédé ; mais, au cours de nos expériences, nous n'en avons pas eu besoin.

D'ailleurs, le ressort annexé au bouton de Murphy nous semble jouer un rôle très utile. Grâce à lui, les parois séreuses des deux intestins sont appliquées l'une contre l'autre et bien coaptées, même au cas où les pièces ne sont pas emboîtées à fond.

Quelques instants sont consacrés à bien disposer les anses intestinales, et à ramener par dessus le grand épiploon. On referme sans drainer. Peut-être, à l'exemple de certains chirurgiens, pourrait-on recouvrir l'anastomose d'une très étroite lanière de gaze qui reste à la partie inférieure de la plaie. Cette toute mince mèche de drainage doit être enlevée le deuxième jour ; c'est là une précaution peut-être inutile, car on ne doit pas refermer le ventre sans être bien sûr du bon accolement des parois intestinales.

Toutes ces différentes manœuvres demandent très peu de temps, et, sans précipitation, l'opération peut être exécutée en une trentaine de minutes.

Ce procédé d'anastomose est rapide, il n'expose pas au choc autant que les autres opérations intestinales. La cavité du tube digestif reste ouverte dans le minimum de temps possible. Aucun liquide septique ne doit s'écouler par les boutonnières pratiquées à l'intestin.

C'est là une condition de bénignité remarquable et qu'aucune autre technique ne peut présenter au même degré. De cette anastomose vivement exécutée, sont justiciables des malades même affaiblis ; elle est simple et facile à exécuter. Tout chirurgien, même peu spécialisé, peut l'accomplir et réussir pourvu qu'il soit soigneux et aseptique.

Modifications du procédé. — *Entéro-rectostomie après résection de l'anse oméga et du détroit supérieur.* — Quand le rétablissement de la continuité de l'intestin par l'entérorrhaphie est impossible, l'entéro-rectostomie est indiquée et il est facile de l'exécuter.

Dans un premier temps, on ferme comme dans le Madelung, le bout inférieur rectal par invagination. Ce cul-de-sac abandonné pourra recevoir la pince porte-bouton qui déprimera sa paroi antérieure.

Il faut chercher alors, s'il est possible d'aboucher sur la saillie que dessine la pince, le bout supérieur de l'intestin. Si l'adossement est aisé, on pratique de préférence l'anastomose sigmoïdo-rectale. Le bouton femelle est enchâssé dans le bout supérieur, lequel est bien serré autour du collet de son cylindre, par un surjet en cordon de bourse (1). Il ne reste plus alors qu'à exécuter l'emboîtement des deux pièces. Ce procédé, le plus simple, n'est pas toujours possible. Il faut quelquefois aller chercher la dernière anse iliaque, et sur la pince porte-bouton, introduite dans le cul-de-sac rectal, pratiquer l'iléo-rectostomie, toujours bien préférable à l'anus artificiel.

On peut être embarrassé sur la conduite à tenir au sujet 'u bout sigmoïde que l'on n'a pu réunir au rectum. Il n'est peut-être pas prudent de l'abandonner ainsi dans le ventre ou même d'en pratiquer l'exclusion totale à laquelle von Baracz (2) semble avoir définitivement renoncé.

Nous avons donc conseillé d'étrangler, par le procédé de Mosetig-Moorhof, la lumière de l'iléon au-dessous de l'anastomose et de fixer à la peau, l'extrémité iliaque du côlon ainsi sequestré en laissant ouverte une petite fistule. Cette fistule de sûreté laissera suinter seulement les sécrétions propres de la muqueuse intestinale souvent peu abondantes et susceptibles de se tarir après quelque temps (3).

§ 2. — Exclusion de l'intestin.

L'anastomose intestinale permettant la libre circulation des matières, met fin aux crises douloureuses dues à l'obs-

(1) Il est peut être plus facile et plus sûr de fermer aussi le bout supérieur en cul de sac par le *faufilé circulaire* et de fixer le bouton femelle sur le bord antérieur de l'intestin selon le procédé ordinaire.

(2) VON BARACZ. *Comm. au 12e Congrès international de Médecine de Moscou*, 1897.

(3) EISELSBERG. *Loco citoto.*

truction chronique, et prévient les terribles complications de l'occlusion intestinale. Une grave objection lui a été faite. La dérivation du contenu intestinal n'est pas obtenue complètement. Une certaine quantité des matières reflue en amont de la nouvelle communication et s'écoule dans l'anse intestinale malade. L'accumulation des scybales dans ce segment d'intestin presque oblitéré par la tumeur pourrait dans certains cas produire des accidents. Enfin le néoplasme ulcéré est toujours baigné de liquides et de résidus où pullulent les germes de la putréfaction. Le malade est donc toujours exposé aux complications septiques qui précipitent si souvent la marche du cancer de l'intestin. Après l'anastomose dans certains cas on n'a pas obtenu tout le bénéfice espéré : la cessation des douleurs et une amélioration notable de l'état général.

Von Hacker, et en France Chaput avaient proposé après l'iléo-colostomie d'oblitérer la lumière du gros intestin en amont de l'anastomose. Un ancien élève de Billroth, Salzer d'Utrecht reprend alors sur des chiens, le procédé de séquestration de l'intestin, déjà expérimenté par Hermann au point de vue purement physiologique, pour étudier la formation des matières fécales. — Reichel, puis Klecki font également des recherches à ce sujet.

On mène grand bruit en Allemagne autour de cette nouvelle méthode à laquelle on a donné le nom d'*Exclusion* ou d'*Élimination* de l'intestin (*Darmausschaltung*). — Salzer précise ses indications dans les cas de tumeurs de l'intestin inopérables et les avantages qu'elle présente sur l'entéro-anastomose vulgarisée par von Hacker.

Reflux des matières vers la sténose rendu complètement impossible.

Arrêt des produits pathologiques sécrétés au niveau du rétrécissement et qui ne peuvent plus aller irriter l'intestin situé au-dessous.

Possibilité d'un traitement local de l'anse exclue (traitement médicamenteux ou mécanique).

Il étudie aussi quatre procédés différents d'exclusion et distingue :

L'exclusion totale avec oblitération des deux extrémités de l'anse séquestrée.

Exclusion incomplète en laissant une fistule sur son extrémité distale.

Exclusion incomplète en laissant une fistule sur son extrémité proximale.

Exclusion incomplète, en ouvrant à la peau les deux extrémités.

A la suite de ces expériences, Hochenegg, Franck, Obalinski, von Baracz et surtout Eiselsberg ont exécuté l'exclusion comme intervention palliative dans les tumeurs de l'intestin qui paraissent inopérables. L'exclusion totale employée par von Baracz (1) et Obalinski est actuellement abandonnée. On est d'accord pour laisser l'anse séquestrée ouverte, et rattachée à la peau par une petite fistule. Cette opération a donné de bons résultats et avec moins de risques que l'entérectomie, dans l'anus contre nature, et dans les lésions inflammatoires ou bacillaires.

Quelquefois même la régression de la tumeur fut assez

(1) Von Baracz. Comm. au 1ᵉ *Congrès international des Sciences médicales* tenu à Moscou, 1897.

marquée pour encourager l'opérateur à intervenir de nouveau et à tenter la résection. L'exclusion a été employée aussi dans le cancer. Nous joignons ici le résumé d'une intéressante observation de von Eiselsberg (1) à qui nous avons emprunté tous ces détails sur l'historique de la *Darmausschaltung*.

OBSERVATION. — EISELSBERG. *Wien. klin. Wochens.*, 1895, p. 201. — Il s'agit d'une femme de 27 ans, mère de 3 enfants. Depuis le deuxième accouchement, elle a des crises de coliques dans la région cæcale revenant 2 ou 3 fois par jour. Depuis le troisième (oct. 1891), elles sont à la fois plus vives, plus fréquentes et plus durables, s'exaspérant après les repas, rendant, la nuit, tout sommeil impossible. Constipation opiniâtre.

Entré à la Clinique d'Utrecht en mai 1894. On constate une tumeur plus grosse que le poing au niveau du cæcum, elle est dure, inégale, très sensible à la pression.

Après force laxatifs et lavements, laparotomie le 5 juin 1894. On voit une tumeur carcinomateuse du cæcum, s'étendant largement sur le côlon ascendant, adhérente aux parois pelviennes, à la portion terminale de l'iléon et à l'ovaire droit ; elle est très difficilement mobilisable. Étant donnés : 1° l'état très affaibli de la malade, 2° le nombre des adhérences faisant craindre des hémorrhagies, on se résigne à ne faire que l'exclusion par la méthode de Salzer.

On comprime l'iléon en amont des adhérences, et on le sectionne. On comprime le côlon ascendant en aval des adhérences, et on le sectionne. On abouche l'iléon sain à la partie supérieure du côlon ascendant en excluant la tumeur, par la suture du Wölfler, après avoir incisé l'iléon sur son bord libre pour agrandir sa lumière et pouvoir l'adapter à celle du côlon.

On ne peut aboucher les 2 bouts du segment iléo-colique exclu à la plaie ; on les ferme, après avoir fixé à la paroi une partie de la paroi antérieure du côlon exclu, partie saine et qu'on amenait facilement à la plaie.

Deux jours après des symptômes de péritonisme déterminent à ouvrir cette paroi du côlon exclu ; immédiatement les phénomènes péritonéaux disparaissent.

(1) VON EISELSBERG. *Wiener Klin. Wochens.*, 1895, p. 201. *Archiv f. Klin. Chir.*, 1891. *12e Congrès int. des Sc. méd.*, Moscou, 1897.

Résultats. — Plus de douleurs, bon appétit, selles régulières et faciles. Au début, la fistule laisse couler régulièrement des détritus cancéreux dans une sécrétion séreuse ; plus tard l'écoulement se tarit.

Mort le 12 mai 1895, par suite des progrès de la tumeur qui finit par sortir par la fistule, et par localisations métastatiques dans le sternum, le poumon, le foie, comme l'a montré l'autopsie.

Les Allemands prônent l'exclusion. En France, Boifflin et son élève Dict ont défendu l'entéro-anastomose.

Cette dernière intervention pratiquée par l'apposition latérale selon la technique que nous avons exposée est d'une exécution facile et rapide. L'exclusion telle que le conseille Eiselsberg est une opération plus longue et plus complexe : Il faut séparer la tumeur inopérable des parties saines et l'ayant ainsi soustraite à la circulation intestinale, on doit rétablir la continuité du tube digestif par une entérorrhaphie circulaire des deux bouts supérieurs et inférieurs de l'intestin (1). En somme, *c'est une résection de l'anse malade, mais une résection sans ablation.* — Il reste ensuite, à fermer complètement ou incomplètement les deux extrémités de l'anse ainsi séquestrée selon que l'on veut pratiquer une exclusion totale ou partielle.

Les bénéfices sont plus considérables, affirme Eiselsberg. Le cancer étant mis au repos, à l'abri de toute irritation et surtout de toute infection par les matières, les complications infectieuses s'amendent, les douleurs s'apaisent, les hémorrhagies cessent et les troubles fonctionnels restent peu marqués jusqu'à la mort qui survient sans souffrances par généralisation.

(1) Certains opérateurs fermaient isolément les deux bouts, d'autres pour gagner du temps les suturaient l'un à l'autre, l'anse exclue prend alors la forme d'un anneau « ring formig ».

D'autre part, dit-on, en France l'exclusion est une opération longue, presque aussi laborieuse que la cure radicale et l'entérectomie vraie, sans donner les mêmes résultats. Le malade encourt de sérieux dangers dans l'exclusion totale ou bien il doit se résigner à garder une fistule dans l'exclusion partielle. L'entéro-anamostose apporte à moins de frais les mêmes avantages.

Nous ne pouvons conclure encore actuellement et trancher la discussion.

L'expérience n'est pas faite encore à ce sujet et le nombre des faits publiés est encore trop peu considérable.

En tous cas la Darmauschaltung paraît une ressource précieuse quand au cours d'une opération de cure radicale l'extirpation de la tumeur est trop difficile ou dangereuse. Il faut alors pratiquer l'exclusion partielle, en laissant ouverte à la peau une petite fistule de sûreté, et réunir les deux extrémités de l'intestin resté sain, en amont et en aval du cancer.

Quand il s'agit d'une intervention purement palliative, quand on veut seulement parer à l'occlusion intestinale, l'anastomose intestinale semble devoir être indiquée de préférence. On peut toutefois, comme l'avaient déjà conseillé von Hacker et Chaput, essayer d'étrangler la lumière de l'intestin et de barrer le passage aux résidus de la digestion.

L'an dernier, Mosetig Moorrhof (1) a indiqué un procédé très simple et que l'on doit employer malgré l'échec possible de la tentative. Voici en quoi il consiste : l'intestin est

(1) Technique de la colostomie. *Revue de Gyn. et de Chir. abd.*, 1897, p. 1091.

L.   8

serré avec une très grosse soie qui traverse le mésentère.
Au niveau de la partie étranglée il se forme un profond
sillon circulaire. Avec deux surjets à la soie superposés, on
réunit et on accole les deux bords de ce sillon. On le rend
aussi permanent par l'adossement de la tunique séreuse.
Lorsque l'anse de la soie circulaire aura coupé peu à peu
les parois de l'intestin et sera éliminée dans sa cavité, l'intestin semble devoir rester fermé par une valvule ou plutôt

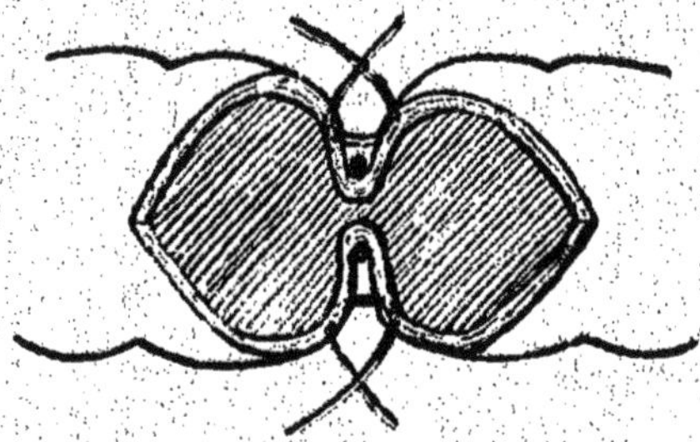

FIG. 11. — Procédé de Mosetig Moorrhof pour créer une exclusion partielle de
l'intestin en aval de l'anastomose.

par un diaphragme, perforé au centre d'un tout petit per-
tuis muqueux.

Dans les circonstances ordinaires l'extrémité supérieure
seule du gros intestin est ainsi oblitérée. L'extrémité inférieure se continue toujours avec le reste du gros intestin et
c'est par là que sont évacuées les sécrétions de la muqueuse
intestinale. Quand on surajoute cette modification à l'anastomose, le gros intestin se continue à la fois avec l'anse
qu'on vient de lui aboucher et avec le segment malade
qu'on a voulu séquestrer.

Le tout offre grossièrement la forme d'un Y.

§ 3. — Colostomie. — Anus contre nature.

L'anus contre nature exécuté à la cocaïne et selon la méthode de Maydl-Reclus est une opération facile et bénigne. Au milieu des accidents d'obstruction toutefois, on ne peut attendre la formation des adhérences, et il faut ouvrir de suite l'intestin, après l'avoir soigneusement bordé par le péritoine pariétal. Nous ne pouvons entreprendre la description des différents procédés employés avec ou sans éperon, selon que l'anus est établi provisoirement ou définitivement. Quand il faut sur-le-champ pratiquer la colostomie, nous conseillons d'appliquer le tube de Paul (1).

L'infection et l'irritation causées par l'issue des matières peuvent compromettre, en effet, dans certains cas, la réunion de la plaie. On voit alors survenir de petits abcès au niveau des points de sutures, et quelquefois même de graves phlegmons stercoraux. En liant l'intestin sur un tube de verre que prolongeait un conduit de caoutchouc, Paul assura l'écoulement du contenu intestinal de la plaie abdominale.

Ainsi il put obtenir une réunion rapide et prévenir toute complication.

Desguin et Reverdin ont également employé ce procédé.

La colostomie est souvent la seule intervention palliative qu'il soit prudent d'exécuter chez des malades trop affaiblis, ou sous le coup d'accidents aigus d'occlusion, alors que l'abdomen est surdistendu et la laparotomie impossible. Elle a sauvé la vie à bien des malades, mais faut-il ajouter, au prix d'une infirmité bien pénible, d'autant plus que l'anus

---

(1) PAUL, *British med. Journal*, 1892, t. 1, p. 172, et 28 mai 1895, p. 1136.

artificiel devra être établi bien souvent sur le cæcum ou l'iléon.

On sait toutes les misères de l'anus cæcal (1). L'opéré est inondé par un écoulement permanent du contenu intestinal encore liquide, et chargé de principes irritants, sources d'érythèmes et de douloureuses ulcérations. Il se complique souvent d'entérite et de prolapsus de la muqueuse. En somme jusqu'ici, malgré l'emploi de pelotes compliquées et d'appareils plus ou moins ingénieux, le sort du malade est bien misérable. On peut essayer les procédés opératoires récents de Witzel et de Gleich (colostomie fessière en passant au-dessus ou à travers l'os iliaque), ou encore la pratique de Rydygier (torsion de l'intestin sur son axe, à la façon de Gersuny). On n'a jamais pu obtenir jusqu'ici un véritable anus pourvu d'un sphincter, et relativement continent.

L'établissement de l'anus contre nature doit donc être regardé comme une opération de nécessité. C'est seulement un pis-aller. A l'heure actuelle, on doit chercher à faire mieux et il faut toujours, quand on le pourra, pratiquer l'anastomose intestinale. Le manuel opératoire simple et rapide de l'anastomose entéro-rectale par notre procédé, nous paraît devoir en justifier quelquefois l'emploi, même lorsque la tumeur siège en dehors de l'anse sigmoïde.

(1) Voir les observations 31 et 36.

CHAPITRE VIII

Accidents post-opératoires, soins consécutifs.

Si l'on excepte la colostomie, les opérations pratiquées dans le cancer de l'intestin ont une certaine gravité. La cure radicale surtout est une intervention longue et laborieuse. Elle est exécutée souvent sur des patients affaiblis et peu résistants. Aussi est-elle rangée parmi les plus meurtrières de la chirurgie. Les accidents post-opératoires sont fréquents. Même quand le malade a résisté au shock et aux complications des premiers jours, il n'est pas encore sauvé. Assez souvent éclatent dans la suite, soit des accidents abdominaux ou pleuro-pulmonaires, soit des complications infectieuses atténuées, immédiates ou éloignées.

On doit utiliser l'expérience acquise en ces dernières années et autant que possible prévenir tout incident. Chez ces opérés les soins consécutifs ont une importance capitale. Nous ne pouvons nous étendre sur ce sujet, mais on doit veiller à tous les détails et ne rien négliger. Pendant comme après l'opération, il faut éviter pour ces malades tout refroidissement. Il importe de remonter la tension sanguine en usant des principaux excitants communément employés, injections de sérum, lavements de café et d'alcool, applications de linges brûlants. A tous ces moyens on ajoute dans certains services, et nous l'avons vu faire chez M. le

Dr Michaux, les inhalations d'oxygène, que l'on pratique aussitôt la fin de l'opération. Ces inhalations ont en outre l'avantage d'empêcher ou de diminuer notablement les vomissements chloroformiques qui dépriment si fâcheusement les malades. On devra commencer de bonne heure l'alimentation, ne pas trop attendre pour provoquer les premières évacuations. Dès les premiers jours, si l'on craint la congestion pulmonaire, il faut faire asseoir l'opéré et sans tarder multiplier les applications de ventouses.

Plusieurs fois dans la journée, toutes les quatre heures, comme dans le service de l'hôpital Broussais, on prendra soigneusement non seulement la température, mais aussi le pouls qui donne des indications si précieuses. Enfin on appréciera le rythme de la respiration. Ainsi on s'efforcera de tout prévoir et de parer immédiatement aux différentes complications.

Shock opératoire. — Le shock opératoire était autrefois une cause fréquente de mort. Les premiers chirurgiens méconnaissaient les conditions des interventions abdominales; ils opéraient au cours d'accidents d'occlusion. En dehors des fautes d'asepsie commises au cours de l'opération, infections qui entraînaient parfois des septicémies suraiguës, il fallait compter l'intoxication par les liquides antiseptiques et les troubles réflexes dus à l'exposition à l'air libre des viscères abdominaux. Ces derniers troubles, bien étudiés par Tixier (1) de Lyon ne sont pas complètement évitables, pour peu que l'opération soit notablement prolongée. Tixier, qui a fait de nombreuses expériences à ce sujet, après avoir décrit les différents réflexes portant sur

(1) TIXIER. *La pratique de l'éviscération; du choc abdominal.* Th. Lyon, 1898.

la circulation et la respiration, donne des conseils qui sont suivis généralement partout à notre époque. Opérer dans une salle dont la température soit portée au moins à 25°, la chaleur humide est préférable. Employer l'éther pour l'anesthésie. Ne pas user d'aucun liquide antiseptique. Éviter d'exposer à l'air les organes péritonéaux, mais toujours les recouvrir et les protéger par des compresses chaudes et humides imprégnées de la solution physiologique.

Les manœuvres intestinales et la durée de l'opération ont certainement aussi leur importance dans la pathogénie de shock. Il faut le savoir, mais cependant il ne faut pas exagérer la formule et croire que le principal mérite d'une intervention soit la rapidité. La résection intestinale est aujourd'hui une opération bien réglée. On ne doit pas sacrifier à la vitesse l'exécution méthodique et minutieuse de chaque temps. Il faut tout faire soigneusement et d'abord éviter les fautes opératoires.

Si l'on craint le collapsus, on peut au besoin pratiquer, au cours même de l'intervention, une injection de sérum. On préfère aujourd'hui les injections sous-cutanées. On a recours aux piqûres d'éther, aux lavements de thé, de café, de vin chaud et d'alcool. A l'étranger, nous avons vu employer aussi l'huile camphrée et des solutions de strychnine.

Les injections de sérum et les lavements d'eau salée seront continués avec avantage dans les premiers jours.

Inanition. — Affaiblissement progressif. Mort subite. — Les cancéreux sont le plus souvent des malades affaiblis et peu résistants. Tous ne peuvent faire les frais d'une si grosse intervention. L'opération a été menée sans incidents. On croit pouvoir escompter un succès ; mais le patient reste abattu et sans réaction. Il tombe dans le marasme et meurt après six ou huit jours, alors qu'il est en bonne voie de guérison. Quelquefois c'est une mort subite, absolument imprévue, qui vient l'emporter brusquement (observ. 2) et dans ces cas il faut incriminer la dégénérescence du muscle cardiaque, « le cœur brun de la cachexie cancéreuse ou famélique ».

Ce sont donc des malades qu'il faut remonter et nourrir de bonne heure. Roux et Guinard ont insisté à ce sujet à propos des résections pour le cancer de l'estomac. Dès le premier jour, ou tout au moins, dès le second, il faut leur prescrire du bouillon froid, du lait, du café au lait. Puis on essayera les œufs crus, la viande hachée, les peptones, les purées souvent et par petites quantités à la fois.

L'alimentation par la voie rectale est utile chez certains malades et c'est quelquefois une dernière ressource.

Mais si les lavements salés, excitants, et alcooliques sont absorbés par la muqueuse rectale, on sait qu'il n'en est pas de même pour les lavements purement alimentaires, et que ce sont là des adjuvants presque négligeables.

Dès les premiers jours il faut inviter et exciter les malades à se nourrir. On peut aiguiser l'appétit par l'ingestion d'eau alcaline et avoir bien soin, par de fréquents lavages et par le brossage des dents, d'empêcher la fétidité de l'haleine et les fermentations buccales causes d'anorexie chez beaucoup d'opérés.

Accidents abdominaux. — Les accidents péritonéaux sont aujourd'hui moins fréquents et avec le perfectionnement de la technique ils doivent forcément devenir de plus en plus rares.

Le grand danger des opérations sur le tube digestif est d'ouvrir dans le péritoine la cavité intestinale toujours très septique. On est arrivé actuellement, et en particulier avec la pince-écraseur, à pouvoir réduire à néant ces chances d'infection. C'est là certainement un grand progrès et une grande sécurité, bien qu'on ait répété souvent que le péritoine non irrité pouvait facilement résister à une souillure momentanée et passagère. Par une hémostase minutieuse on doit prévenir toute crainte d'hémorrhagie. Il faut aussi ne fermer l'abdomen qu'après être bien sûr de la solidité des sutures. C'est souvent en arrière, au niveau du bord mésentérique, ou bien encore sur la partie du côlon accolée à la paroi lombaire que pèche l'affrontement. C'est à ce niveau que se fait la désunion qui entraîne l'écoulement du liquide intestinal dans le péritoine. Quelquefois la perforation cause de péritonite est due au *sphacèle*. C'est que l'intestin et son mésentère ont été trop brutalement écrasés par les pinces coprostatiques, ou bien le plus souvent, faute grossière et toujours évitable, c'est qu'on a laissé l'extrémité de l'intestin dépourvue de son méso nourricier. A la suite de ces complications la mort n'est d'ailleurs pas absolument fatale.

Parfois on voit survenir des abcès localisés que l'on peut évacuer, et dans d'autres cas des fistules stercorales plus ou moins facilement curables.

La plupart des opérateurs, pour prévenir ces terribles accidents, laissent un drainage avant de refermer la plaie. En tous cas, il importe de surveiller la température du malade, et plus encore le pouls, la respiration, le ballonnement du ventre. A la moindre alerte, on doit être prêt à désunir la plaie et à évacuer les liquides sécrétés. Les applications de glace sur le ventre ont leurs partisans. Dans une clinique particulière, nous avons vu remplacer les vessies habituellement employées par une série de boudins en baudruche. On les place en travers, et juxtaposés les uns aux autres, ils couvrent tout l'abdomen de la symphyse pubienne à l'épigastre. L'effet produit est certainement plus considérable.

Dès le troisième jour on doit chercher aussi, par des suppositoires, des lavements, et surtout par de grands lavages d'eau salée, à combattre la parésie intestinale et à favoriser les évacuations. « La plus modeste évacuation, dit Roux de Lausanne, ne fût-elle que gazeuse, contribue autant à la guérison que toutes nos peines. » C'est du moins une excellente présomption de succès. La parésie intestinale est probablement due, comme un grand nombre de complications, à une infection péritonéale très atténuée. Cependant elle est peut-être augmentée par l'emploi des opiacés que l'on distribuait autrefois si libéralement après toute intervention sur l'intestin. Il semble préférable de remplacer les pilules classiques par de petites doses de morphine administrées en piqûre, ou mieux encore en lavements, pour éviter l'accoutumance.

Accidents pleuro-pulmonaires. — Les accidents pleuro-pulmonaires sont aussi à redouter, comme à la suite des opérations sur l'intestin. Depuis longtemps les chirurgiens ont remarqué la fréquence de ces complications : congestion pulmonaire, broncho-pneumonies et pneumonies bâtardes. On a incriminé les agents anesthésiques et surtout l'éther. Gottstein de Breslau (1) cependant a rappelé que les pneumonies n'étaient pas rares non plus à la suite des interventions intestinales pratiquées à la cocaïne.

On a invoqué la cachexie, le décubitus dorsal prolongé, l'inoculation des voies respiratoires par les infections développées dans la cavité bucco-pharyngée.

Il semble bien aussi que ces complications pleuro-pulmonaires relèvent de la septicémie post-opératoire dont ils ne sont qu'une localisation.

Toutefois il faut éviter soigneusement les conditions déterminantes par une minutieuse prophylaxie. Il faut épargner aux opérés tout refroidissement. On doit les faire asseoir de bonne heure, relever leur tension sanguine et dès le début des accidents employer énergiquement les applications de ventouses et la révulsion cutanée.

Autres complications. — Les autres complications paraissent dues aussi à des infections plus ou moins atténuées.

On peut voir survenir des troubles de *gastro-entérite* avec une diarrhée incoercible, des vomissements, quelquefois de l'ictère. Dans certains cas les accidents sont plus graves. Il peuvent déterminer *des hémorrhagies secondaires.*

Le malade de Belin mourut d'une hématémèse, celui de Péan d'une hémorrhagie intestinale, au treizième jour. Ou bien encore ce sont des thromboses des petites veines intestinales, thromboses qui sont le point de départ *d'embolies pulmonaires* et qui parfois amènent la mort subite (observation de Chaput).

(1) *Loc. cit.*

Comme complications infectieuses à distance, citons encore la *phlegmatia alba dolens* (Obs. 38), des abcès sous-cutanés (Obs. 11). Enfin rappelons *la parotidite suppurée*, parotidite qui peut être due à la septicémie ou plus simplement à une infection canaliculaire ascendante.

Une technique plus minutieuse, une asepsie plus sévère, permettront certainement un jour d'éviter ces complications. Aussi bien deviennent-elles très rares à présent en dehors de la chirurgie intestinale et en dehors des opérés cachectiques.

CHAPITRE IX

Résultats.

§ 1. — Traitement radical.

Peut-on guérir le cancer du gros intestin ? — Il y a seulement quelques années, cette question n'eût même pas été posée ; les médecins, se croyant complètement désarmés contre le néoplasme, songeaient seulement à calmer les souffrances de leurs malades et à les leurrer d'espérances illusoires. Dans ces derniers temps cependant, par une intervention plus précoce, par une ablation large et systématique, on a pu enregistrer des résultats indiscutables, aussi bien pour les épithéliomas du tube digestif que pour les cancers du sein.

La thèse de Frénot (1), de Nancy ; la thèse de Finet (2), inspirée par le Dr Quénu, apportent des faits nombreux et bien encourageants pour le chirurgien. En cette question, un seul fait positif et bien avéré prévaut sur tous les cas négatifs, et cette assertion, un peu naïve en apparence, mérite de profondes réflexions : « Quand bien même un seul

(1) Frénot. *Résultats éloignés du traitement des tumeurs malignes par l'extirpation.* Thèse Nancy, 1897.
(2) Finet. *Valeur curative et palliative de l'extirpation dans le cancer du rectum.* Thèse Paris, 1896.

cancéreux serait guéri sur cent opérations, les 99 autres pourraient l'être également en se plaçant dans les mêmes conditions d'exérèse très précoce et totale. »

La mortalité opératoire dans la résection du gros intestin est encore très considérable.

Sur 244 observations d'ablation totale que j'ai pu recueillir, la mortalité, très chargée surtout pour les interventions sur l'S iliaque (26 morts sur 66 opérations), s'élève d'une façon générale à 34,4 p. 100. Elle est un peu moindre si l'on ne considère que les cas où l'ablation a porté sur le cæcum cancéreux 30,2 p. 100. Sur nos 38 observations, personnelles ou récentes, nous trouvons seulement 23,6 p. 100. — Carel disait 20 p. 100.

Il ne faut pas non plus nous illusionner sur ces chiffres statistiques qui ne comportent certainement qu'une faible part de vérité.

Tous les insuccès ne sont pas publiés, et on peut répéter des chirurgiens contemporains ce que Montaigne disait des médecins de son époque : « *Le soleil éclaire leurs succès, et leurs victimes sont cachées dans la tombe.* »

Il vaut mieux consulter les statistiques intégrales des différents chirurgiens. D'après la statistique de Czerny, publiée par Schiller (1), la mortalité des résections pour cancers s'élève à 50 p. 100. C'est le chiffre apporté par Billroth.

Wolfler (2), d'après 114 cas, donne 54 p. 100; von Brahman a opéré 14 fois pour épithélioma des côlons et a obtenu 8 guérisons, 42 morts p. 100. Gussenbauer a réséqué

---

(1) *Beitrage zur Klin. Chir.*, 1897.
(2) WÖLFLER. *XXVe Congrès de la Société allemande de chirurgie*, 1896.

4 fois le cæcum avec 1 mort, et 9 fois le côlon avec 4 morts, soit en tout 38,4 p. 100.

Mais les résultats éloignés sont très intéressants. Wölffer (1) cite des opérés guéris depuis longtemps sans présenter de récidive :

1	guéri depuis	16 ans	(Gussenbauer et Martini).
1	—	8 ans 1/2	(Mickulicz).
2	—	6 ans	(Czerny et Billroth).
7	—	4 ans	

15 malades sont restés en bonne santé pendant un temps variant de 1 an et 1/2 à 4 ans.

Ruepp cite une guérison de Zehnder datant de 10 ans et 1/2. Schiller a retrouvé un opéré de Czerny après 10 ans et 1/2.

Un malade de von Bergmann vivait encore 9 ans après l'opération. Körte fait connaître qu'un de ses opérés, atteint de cancer de l'S iliaque, survit depuis 6 ans et 1/2 sans récidive, de même qu'un autre qu'il a opéré il y a 5 ans et 1/2 d'un cancer du côlon transverse.

A la fin de son important travail sur les opérations intestinales pratiquées à Heidelberg, Schiller donne les résultats définitifs obtenus par son maître Czerny, depuis 1880.

Sur 18 cancers du gros intestin, traités par la résection, 9 fois l'intervention a entraîné la mort du malade. *Parmi les autres opérés, 3 sont morts de récidive après six mois, après vingt-deux mois, le troisième après trois ans et demi. Six des patients survivent encore : 1 après dix ans*

(1) WÖLFLER. XXVe Congrès de la Société allemande de chirurgie, 1896.

et demi, 1 après cinq ans et demi, 1 après trois ans et quatre mois, 1 après seize mois ; enfin 2 après quatorze mois.

La statistique intégrale donnée par von Brahman est encore plus encourageante (1). Sur 32 cancers des côlons, qu'il a observés, ce chirurgien en a opéré 14 ; à part un squirrhe du côlon descendant, il s'agissait de tumeurs assez étendues ; 5 fois il y avait « iléus ».

Parmi ces 14 opérés, 6 ont succombé plus ou moins vite après l'opération, et 8 ont guéri ; 7 de ces derniers sont encore vivants à l'heure actuelle : l'un d'eux est opéré depuis 6 ans, 2 depuis 4 ans, 1 depuis 3 ans, 2 depuis 2 ans ; le dernier depuis 1 an.

Les risques à courir sont bien grands ; l'opération est longue et difficile ; nous ne devons pas le cacher aux malades. A l'heure actuelle, quand on appelle le chirurgien, il y a bien souvent des conditions défavorables qui augmentent la difficulté de l'intervention, c'est-à-dire le péril pour l'opéré. C'est une chirurgie souvent ingrate. Qu'importe ! La résection est une opération grave ; mais, à notre avis, elle est parfaitement légitime, parce qu'elle s'adresse à une affection fatalement et rapidement mortelle.

Il y a, nous venons de le voir, des guérisons durables, des guérisons définitives. On ne peut refuser aux malheureux qui la demandent, et ils la demandent, leur dernière chance de salut.

Nous nous associons aux conclusions de Faure et de Rieffel sur le traitement du cancer du rectum :

« Il faut, toutes les fois que l'état général du malade le

---

(1) Von Brahman. *Cong. All. de Chir.*, 1906.

permet, et que l'extirpation totale est chirurgicalement possible, tenter l'extirpation et la tenter encore, malgré les revers et malgré les désastres. »

« Dans cette chirurgie de condamnés à mort, une seule résurrection console de cent insuccès (1). »

§ 2. — Opérations palliatives.

L'entéro-anastomose, pratiquée pour la première fois par Maisonneuve, et vulgarisée par von Hacker, Senn, Chaput et Boiffin, est de date encore récente.

D'après les observations publiées (la plupart n'indiquent pas la survie des malades), c'est une opération bénigne et très efficace. Elle pare aux dangers de l'obstruction qui abrège si souvent l'évolution du cancer. De plus, en détournant le cours des matières, elle diminue les irritations mécaniques et surtout les contacts septiques au niveau du rétrécissement : toutes complications qui précipitent l'évolution du cancer et hâtent la terminaison.

L'exclusion ou séquestration du segment cancéreux de l'intestin est une opération plus compliquée, mais, mieux encore que l'anastomose, elle met le cancer à l'abri des accidents infectieux.

D'après les auteurs, on constate souvent une amélioration notable chez les malades, et même la régression de la tumeur.

Dans des cas heureux d'exclusion (von Baracz, von Eiselsberg), la tumeur disparut même complètement et le malade guérit. Il y avait eu erreur de diagnostic sans doute

(1) *Traité de chir.* DUPLAY et RECLUS, t. VI, p. 877.

L.

mais le sujet n'avait été sauvé que par l'initiative du chirurgien.

L'anus contre nature est une infirmité dégoûtante et bien pénible. Les deux premiers opérés de Billroth, pour cancer de l'S iliaque, étaient deux médecins qui, refusant l'anus artificiel, supplièrent le célèbre chirurgien viennois d'essayer sur eux l'opération radicale. Ému par leur insistance, et contre tout espoir de succès, Billroth tenta l'opération qui les tua tous les deux. L'anus contre nature est tellement à charge aux malades que beaucoup se soumettent à une opération grave dans l'espoir d'en être débarrassés. Cependant, ils finissent par se résigner à leur sort misérable et préfèrent encore cette triste infirmité à la mort. Le cancer, souvent chez eux, soustrait à toutes les causes d'irritation et d'infection, évolue très lentement. Bérard a publié l'observation d'un malade qui vécut cinq ans avec un anus contre nature. Une opérée de Michaux fut prolongée pendant trois ans, une autre de Tuffier survit depuis six ans.

Très souvent cette opération de la colostomie, si bénigne et si facile, a donné aux cancéreux un an et plus de répit.

OBSERVATIONS RÉCENTES
DE RÉSECTION DANS LE CANCER DU GROS INTESTIN

Obs. I (personnelle). — *Cancer du côlon transverse opéré par M. le Dr Broca. Résection et entérorrhaphie circulaire. Actuellement, neuf mois après l'opération, état général est excellent.*

F..., concierge, âgé de 56 ans.

Antécédents héréditaires. — Rien de particulier du côté maternel, mais son père est mort de cachexie à la suite d'une maladie de l'intestin ayant duré près d'un an ? — Il avait alors 65 ans.

Une grand'tante est morte d'un épithélioma de la face.

Antécédents personnels. — Très peu chargés; il y a une quinzaine d'années, F... a souffert de l'estomac et il a dû suivre un régime pendant quelques mois. F... n'était pas constipé, il avait plutôt de la diarrhée. Depuis 10 ans il a des hémorrhoïdes qui ne le font pas beaucoup souffrir.

Histoire de la maladie. — Le début, au dire du malade, remonte à 15 mois; il a été marqué par une sensibilité générale de tout l'abdomen et par *l'apparition de douleurs intestinales très aiguës et très rapides durant quelques secondes et cinglant comme un coup de fouet.*

Ces coliques siègent dans la région péri-ombilicale et sont absolument soudaines. — F... est obligé d'interrompre ses occupations et de se cramponner à un meuble pour ne pas tomber.

Le malade remarque qu'elles surviennent surtout quand il ne va à la garde-robe qu'une seule fois par jour.

En octobre 1897, F... reste constipé pendant quelques jours. Alors éclate une crise paroxystique avec de violentes coliques. Le malade est très souffrant, il prend force lavements et purgations sans être soulagé. Le huitième jour survient une débâcle et tout rentre dans l'ordre.

En janvier 1898, F... a réuni des amis à dîner et il mange peut-être trop copieusement. Aussitôt la fin du dîner il est pris de coliques. Il doit quitter la table et se coucher; il prend successivement trois lavements et, après bien des efforts et plusieurs heures de souffrances, il finit par obtenir une évacuation qui le soulage.

Il rend une quantité considérable de gaz et de matières. Ce sont de petites boulettes dures et condensées recouvertes de sang et accompagnées de mucosités que le malade compare à des crachats. Jusqu'ici il n'avait jamais observé de selle sanglante. Jamais il n'avait eu non plus de vomissements.

Les douleurs paroxystiques et les coliques reviennent quelques jours après. — Un médecin est consulté, qui ordonne le régime lacté, des potions opiacées et le repos au lit.

Une constipation opiniâtre s'établit malgré tous les efforts du malade. Enfin dans les derniers jours de janvier survient une nouvelle débâcle accompagnée de vomissements et de diarrhée.

L'appétit renaît et les douleurs intestinales sont apaisées.

Mais la constipation réapparaît. L'évacuation quotidienne devient la grande préoccupation du malade. Il use de suppositoires variés, il emploie les grands lavages de l'intestin avec le bock. Il répète aussi plusieurs fois par jour de grandes irrigations d'eau boriquée tiède. — Enfin, après bien des efforts, après une demi-heure d'un véritable travail, il évacue quelques scybales condensées et extrèmement dures. Souvent il doit les extraire avec les doigts.

A la fin de mars survient une légère accalmie; le malade se soigne avec persévérance et suit très exactement le régime qu'on lui a prescrit : un peu de poisson, du jus de viande et des purées.

Cette accalmie dure peu et la constipation revient. Les matières, au dire du malade, sont aplaties, comme passées entre deux cylindres; elles sont toujours expulsées en petits fragments après une longue lutte et fréquemment elles sont mêlées de glaires et de mucosités sanguinolentes. — F... remarque que les coliques reviennent en général deux heures après les principaux repas.

De lui-même, pour empêcher le retour périodique des douleurs, il renonce à manger de la viande; puis, comme il souffre cependant encore, peu à peu il se met au régime lacté absolu et prend des lavements nutritifs.

Les douleurs revenaient presque tous les soirs pendant la promenade qui suivait son dîner. Les nuits étaient assez bonnes ; mais souvent, le matin il était réveillé par de nouvelles coliques très aiguës et rapides.

16 juillet 1898. Nouvelles crises paroxystiques avec ballonnement du ventre.

F... ne prend plus que du lait qu'il boit lentement par petites gorgées ; il met cinq ou six minutes pour vider une petite tasse, car la moindre précipitation est chèrement payée.

Il a maigri considérablement ; il a perdu vingt kilogrammes ; il est jaune, affaibli ; le soir il a quelquefois de la fièvre et des frissons. Les urines sont examinées par un pharmacien qui n'y trouve rien de particulier ; on n'a pas noté s'il y avait de l'hypoazoturie.

Le 29, le malade est vu par M. Lereboullet et M. Broca appelés en consultation. On sent dans la fosse iliaque droite une tumeur du volume du poing peu douloureuse, assez lisse et mobile, mate à la percussion. On fait le diagnostic de : tumeur de l'S iliaque.

Opération, le 13 août, par le D' Broca. — Le malade a été purgé pendant les deux jours précédant l'opération. Avant d'opérer, on procède à un nouvel examen et on sent avec étonnement que la tumeur siège alors au-dessus de l'ombilic.

Laparotomie médiane sus-ombilicale. On sort du ventre le côlon transverse sur lequel on voit une tumeur large de treize centimètres. On glisse dessous une compresse spéciale. La coprostase est effectuée avec deux clamps très élastiques et on résèque l'intestin à bonne distance de la tumeur, le segment extirpé mesure plus de vingt centimètres. On enlève la partie correspondante du mésentère et de l'épiploon et on procède à la réunion des deux bouts du côlon transverse qui d'ailleurs, viennent facilement en contact. M. Broca emploie de la soie fine et la petite aiguille de Reverdin.

Premier surjet muco-muqueux réunissant les deux demi-circonférences postérieures, puis les deux demi-circonférences antérieures. Surjet séro-séreux et un troisième plan de suture formé par des points séparés de Lembert. Fermeture des brèches pratiquées dans le mésocôlon et le grand épiploon. Suture de la paroi. M. Broca laisse comme drainage une toute petite bandelette de gaze qu'il compte retirer le troisième jour. L'opération a duré moins d'une heure.

Examen de la pièce. — A l'ouverture de l'intestin on trouve une tumeur blanchâtre sessile étalée sur le bord mésentérique et aplatissant la lumière du côlon sur une longueur de huit centimètres. La tumeur était largement ulcérée, les parois de l'intestin étaient un peu infiltrées, mais la tunique séreuse paraissait encore lisse et intacte. On n'a pas constaté de lésions sur le grand épiploon. Au niveau du mésentère enlevé, on pouvait reconnaître quelques ganglions tuméfiés mais n'offrant pas la dureté des ganglions cancéreux.

Les suites opératoires sont très bonnes — et on n'a aucune alerte. — L'opéré n'a même pas de vomissements chloroformiques. Pendant trois jours on le remonte à l'aide d'injections de sérum, car il est un peu faible. On lui donne du champagne, puis on commence à l'alimenter le troisième jour.

Le 20 août, on enlève les fils.

Le 21e jour après l'opération, F... commence à se lever et il peut bientôt rentrer chez lui dans les premiers jours de septembre.

Résultat obtenu. — Nous l'avons revu fin novembre. Il était complètement soulagé de ses souffrances et avait notablement engraissé. Tout dernièrement, nous lui avons écrit pour avoir de ses nouvelles, et voici les détails qu'il nous donne sur son état de santé :

« Depuis le moment où je vous ai raconté les phases de ma maladie, mon état a toujours continué à s'améliorer. Aujourd'hui je ne sens absolument plus rien et je me porte à merveille. Avant l'opération pratiquée par M. Broca je ne pesais pas 50 kilogrammes, maintenant mon poids est de 80 kilogrammes. C'est vraiment extraordinaire d'avoir obtenu un tel résultat en si peu de temps, etc. »

Cas. 2 (inédite). — *Cancer de la valvule iléo-cæcale envahissant le côlon ascendant.* (Communiquée par M. Chaput.)

B..., 32 ans, docteur en médecine.

Antécédents héréditaires. — Chargés. Mère morte à 33 ans d'un cancer du rectum. Grand'mère morte à 65 ans, elle aussi d'un cancer, probablement à siège abdominal. Père et autres parents bien portants.

Antécédents personnels. — Chargés eux aussi. Jusqu'à l'âge de 10 ans, rougeole, scarlatine. Plus tard, vers 12 à 15 ans, fièvres paludéennes qui, depuis, reviennent par accès fréquents, environ tous les trois mois.

A 22 ans, syphilis qui n'a jamais été convenablement traitée, la médication mercurielle et iodée fatiguant beaucoup le malade. Un an et demi après psoriasis que le traitement mixte fait disparaître.

Maladie actuelle. — A débuté il y a deux ans ; le malade ayant ingéré pendant trois ou quatre semaines des doses considérables (?) de sirop de Gibert, fut pris de troubles gastriques.

Les régimes les plus divers furent essayés sans succès pour le malade et il en arriva à une perversion du goût complète. Il n'aimait que la *viande*, le jambon surtout, et il s'en nourrit presque exclusivement pendant deux mois.

Le malade avait toujours faim. Des renvois gazeux et acides accompagnaient ces troubles digestifs. Les selles étaient régulières.

Au bout de trois ou quatre mois, apparurent des coliques : coliques générales, occupant tout l'abdomen, accompagnées de borborygmes, d'émissions de gaz et d'une sensation de pesanteur écrasante, le ventre se gonflait après chaque repas.

Peu à peu, ces coliques sont devenues plus fréquentes, plus violentes ; les gaz accumulés dans la fosse iliaque droite déterminent souvent un gonflement assez considérable qui rétrocède en quelques heures. Des douleurs se produisent alors à ce niveau. De temps en temps, il y a un peu de fièvre, le malade l'attribue à ses accès paludiques.

Un examen chirurgical lui a révélé il y a un an qu'il est porteur d'une tumeur abdominale siégeant dans la fosse iliaque et l'hypochondre droit.

Depuis deux ans et jusqu'au mois de juillet 1897, l'amaigrissement a été progressif. Le malade était à cette époque (juillet 1897) presque cachectique, son faciès avait un aspect jaune et terreux, mais depuis trois mois, il va beaucoup mieux, il a engraissé, son aspect s'est modifié, son poids a augmenté considérablement.

Actuellement, après les repas, il a des coliques et sent comme un arrêt des matières au niveau de son cæcum : quatre heures après le repas, cette sensation disparaît et le malade se trouve bien, de même s'il est à jeun. Il n'existe pas du tout de douleurs spontanées, mais un examen prolongé de la tumeur provoque des douleurs persistant pendant quelques heures et se réveillant à toute pression nouvelle.

Les selles sont régulières : une chaque matin, mais pas abondantes et extrêmement fétides, diarrhéiques, avec des fragments d'aliments non digérés. Jamais le malade n'y a vu de sang rouge ou bien de melæna.

Les urines sont émises normalement et ne renferment ni sucre, ni albumine. — Aucun trouble du côté des autres organes.

Examen. — L'inspection de l'abdomen ne donne pas de renseignements.

La palpation décèle dans l'hypocondre droit une grosse tumeur à contours irréguliers. Elle est dure, inégale, présentant des bosselures et des petits noyaux qui seraient, d'après le malade, très variables en dimension, au cours des différents examens.

La peau est libre sur cette masse. La tumeur est assez mobile, mais on sent, en la mobilisant, qu'elle tient à la paroi abdominale postérieure.

Elle s'étend transversalement de l'épine iliaque antérieure et supérieure, à deux travers de doigt en dedans de l'ombilic, et dans le sens vertical de la ligne de Mac-Burney, au rebord des fausses côtes sous lesquelles elle semble se prolonger en s'atténuant. On ne sent pas, même dans les inspirations profondes, le bord inférieur du foie.

La tumeur est arrondie transversalement et allongée en boudin.

En haut et en dedans, sa consistance est différente. A ce niveau, également, existe un peu de douleur. C'est là que le gonflement se manifeste surtout après les repas.

Le foie paraît petit et remonte jusqu'au 5e espace droit.

Recherche des ganglions. — Il y en a dans l'aine, au-dessus de l'arcade de Fallope, tout un chapelet; de même dans l'aisselle ils sont nombreux, mais petits, durs, roulant sous le doigt, ils semblent plutôt être dus à l'infection syphilitique.

Urines. — Normales; ni sucre, ni albumine.

Diagnostic: Tumeur du cæcum et du côlon ascendant, probablement un carcinome.

Opération, le mardi 9 novembre 1897 : Samedi midi : purgatif, puis dimanche et lundi: régime liquide et 3 lavements par jour. Éther-chloroforme. Incision verticale sur le bord du droit. Anastomose de l'iléon et du côlon transverse près de la ligne médiane, on se sert du bouton Chaput.

(*Bouton n° 3.*) — Suture simultanée des deux orifices. Sutures séro-séreuses complémentaires, 6 en avant, 4 en arrière. La ligne antérieure sort du bouton pendant qu'on serre les bords extérieurs de la gouttière. (Il faudrait jeter un fil circulaire autour de la suture). Coprostase seulement sur le bout supérieur du grêle. Issue d'un peu de bile. Énucléation de la tumeur très difficile. Masse énorme. Hémorrhagies. Décollement pénible en commençant en dedans. Section de l'anse grêle et du côlon transverse entre deux pinces. Ligatures nombreuses.

Fermeture des deux bouts en cul-de-sac. Suture au péritoine pariétal de : intestin grêle, mésentère, gros intestin, épiploon, foie, de manière à isoler complétement le champ opératoire du péritoine. Les deux bouts d'intestin en doigts de gant sont laissés dans la plaie. Bourrage à la gaze aseptique.

Examen des pièces. — Poids de 420 grammes. Intestin grêle intact, sauf la valvule iléo-cæcale dont la valve postérieure est dégénérée et perforée. Ulcération cancéreuse à surface calleuse, mamelonnée, ulcérée avec contenu très fétide; hauteur: 11 cent. La pointe du cæcum est intacte sur une hauteur de 3 à 4 cent.

Longueur d'intestin grêle enlevé.   10 cent.
Cæcum sain.....................   4 —
Ulcération....... ....   11 —
Côlon ascendant.................   22 —   En tout : 47 cent.

Régime. — 1er jour: 5 verres de liquide. Morphine.

9 novembre, soir. — T. 36°,8.

Le 10, matin. — T. 37°.

Bon état général. Le pansement superficiel est chargé.

Dans l'après-midi, malaise, étouffements pendant 10 minutes puis *mort subite.*

Embolie probable. — Pas d'autopsie.

Obs. 3 (inédite). — *Cancer de l'angle splénique du côlon transverse.* (Due à l'obligeance de M. Chaput.)

Eugène P..., 38 ans, entré dans le service de M. le Dr Hayem et envoyé ensuite à M. Chaput.

Depuis très longtemps, depuis plusieurs années, *le malade est pris subitement de douleurs intestinales très intenses, qui durent plusieurs jours.* Ces douleurs ne sont pas accompagnées de diarrhée, ni de vomissements. Elles siègent dans tout l'abdomen, et elles sont plus intenses à la partie supérieure. Ces crises douloureuses reviennent tous les trois mois, l'accès dure peu de temps, mais le ventre reste sensible et douloureux pendant quelques jours.

A son entrée à l'hôpital, on a pu observer une de ces crises. Elle s'est produite spontanément. C'est une violente douleur qui survient tout à coup et qui se généralise à tout l'abdomen. Le malade pousse des gémissements et prend des positions bizarres. Puis, il a des vomissements peu abondants et uniquement séreux. L'accès a duré une journée et demie.

P... raconte qu'il a vu de temps à autre du sang dans ses selles, c'est du sang encore rouge et en caillots bien reconnaissables.

Le 21 août 1894, le malade, qui est traité depuis un mois chez M. Hayem, souffre toujours beaucoup, on le fait passer en chirurgie où il est de nouveau examiné.

Le faciès est jaune, sans être absolument jaune paille, les traits sont tirés, le visage fatigué et amaigri. Le malade accuse une diarrhée permanente ; depuis quelques jours, il a de nombreuses évacuations d'un liquide roussâtre et sanieux, non fétide. Les douleurs abdominales sont toujours très vivra ; la veille encore, il a présenté une crise avec des vomissements.

P... se nourrit exclusivement de lait et ne manifeste aucunement le désir de prendre des aliments solides. La palpation de l'abdomen ne révèle rien de particulier. Le ventre est souple, facilement dépressible. Un peu de gargouillement dans la fosse iliaque droite. Le malade accuse de plus, au niveau du creux épigastrique, un point très douloureux à la pression, de même à l'hypocondre gauche jusqu'au niveau de la crête iliaque et au niveau des fausses côtes. La percussion dénote une sonorité intestinale normale. Le foie ne dépasse pas les fausses côtes. L'estomac descend jusqu'à l'ombilic. Mais dans l'hypocondre et le flanc gauche, on aperçoit une zone de matité occupant presque en entier ce dernier. Cette zone ne varie pas si on fait coucher le malade sur le côté. La palpation révèle à ce niveau une induration diffuse assez mal limitée. Rien au cœur, rien aux poumons. Le malade accuse une sensation de fatigue très grande, il éprouve de violents maux de tête, dort mal la nuit, il ressent des douleurs au niveau des articulations.

Le malade présente des urines légèrement troubles à son entrée, elles deviennent plus claires le lendemain et jours suivants.

Depuis son entrée (27 août) dans le service, il accuse des douleurs de plus en plus marquées, surtout quand il est couché. Il se lève très fréquemment pour aller à la selle et marche légèrement plié en deux. La température est normale. Les urines redevenues claires, elles ne présentent ni albumine, ni sucre.

A l'examen de l'abdomen, on sent par la palpation, une tumeur du volume d'un gros œuf, débordant les fausses côtes gauches de deux à trois doigts, peu mobile, mate à la percussion.

Opération, 3 septembre 1894. — Incision sur le bord externe du droit. Énorme tumeur de l'angle du côlon; volume du poing. Énucléation. Adhérence intime au péritoine pariétal gauche; en décollant, on trouve une caverne cancéreuse, fétide, communiquant avec l'intestin. Section du côlon entre deux pinces. Ligatures multiples du mésentère. Sur chaque bout on place une ligature coprostatique 6 centimètres plus haut et on supprime la pince terminale.

La réunion est tentée avec le gros bouton de Murphy. L'application de chacune des pièces est très rapide, elles sont bien enchâssées par un fil en bourse. On les articule. Par-dessus le bouton, surjet séro-séreux.

Fermeture de la paroi, on laisse un drainage de gaze iodoformée.

Obs. IV. — *Cancer du cæcum.* (Vautrin. *Congrès français de Chir.*, 1897.

Jules L..., 49 ans, mouleur à Nancy, entre à l'hôpital pour des troubles digestifs qui s'accentuent depuis quelque temps. Le malade se plaint de diarrhées sanguinolentes qui alternent avec une constipation opiniâtre. Il a amaigri depuis quelques mois.

On constate au niveau de la région cæcale une tumeur allongée, de forme cylindrique, s'étendant de la fosse iliaque jusque vers l'espace sous-hépatique. Cette tumeur, dure et résistante, est légèrement mobile dans le sens transversal ; elle n'est que fort peu douloureuse à la pression.

Son mode de développement, ses caractères me font supposer qu'il s'agit d'une tumeur du cæcum. Je me propose de l'extirper, l'état général du malade ne me paraissant pas trop compromis.

Les préparatifs de l'opération étant minutieusement exécutés, j'interviens le 2 octobre 1894. Incision de la paroi abdominale suivant la saillie de la tumeur, c'est-à-dire suivant la direction d'une ligne courbe partant de la verticale axillaire, un peu au-dessus du rebord costal et aboutissant vers le milieu de l'arcade de Fallope. Le péritoine incisé, je trouve une tumeur développée sur le cæcum et le côlon ascendant, sans adhérences avec la paroi, ni avec les anses intestinales voisines. Seules quelques adhérences épiploïques sont facilement coupées sur des ligatures. La tumeur se mobilise sensiblement de droite à gauche sur le plan sous-péritonéal, mais elle intéresse une étendue assez considérable d'intestin. Après m'être assuré que la terminaison de l'iléon très mobile sur le mésentère pourra être amenée facilement au contact de l'extrémité supérieure du côlon ascendant, je me décide à faire l'extirpation. Deux pinces sont placées sur la terminaison de l'iléon, au-dessus de la tumeur, deux autres serrent le gros intestin au-dessous des dernières saillies du néoplasme. Puis, la cavité abdominale étant bien protégée par des compresses, l'iléon est sectionné au thermocautère entre les deux pinces, et les deux tranches sont soigneusement épongées et lavées avec une solution de sublimé. Le bistouri me sert alors à séparer l'intestin malade de ses feuillets mésocoliques et du tissu cellulo-vasculaire qui leur est interposé et au milieu duquel existent de nombreux ganglions dégénérés. La séparation est faite jusqu'au niveau de la première pince supérieure.

A ce moment, je tranche le gros intestin entre les deux étreintes et la résection est terminée. Chemin faisant, des pinces avaient été appliquées sur les vaisseaux ; je les remplace aussitôt par des ligatures à la soie et je recherche les ganglions qui auraient pu rester cachés dans l'espace méso-cœcal.

L'iléon coupé au ras du mésentère, et le côlon sectionné également au niveau exact des replis mésocoliques, sont alors rapprochés par un rang de sutures séro-séreuses à la façon de Lembert, appliquées sur la demi-circonférence correspondant aux attaches péritonéales, puis par un plan de sutures séro-muqueuses circulairement disposées. Comme l'iléon était d'un calibre beaucoup plus réduit que le côlon, j'avais eu soin de faire une incision de 4 centimètres sur le bout de l'intestin grêle, parallèlement à son axe, comme l'indique Chaput. Je pus ainsi affronter facilement les tranches séro-muqueuses des deux lumières intestinales. Le rang de sutures séro-séreuses fut alors achevé ; quelques nouveaux points de Lembert furent placés comme troisième rang. J'avais, par mesure de précaution, adossé les sutures intestinales au péritoine pariétal en un point, laissant sur l'intestin une ouverture réduite admettant un petit tube à drainage. Le tube devait traverser la paroi abdominale et prévenir la distension par les gaz et les matières. L'opération est terminée par quelques points de suture réunissant les feuillets mésentériques et mésocoliques. La suture de la paroi, compliquée un peu par la constitution de la fistule intestinale, est néanmoins assez rapidement menée. L'opération avait duré à peu près deux heures.

Les suites furent excellentes. Le malade rendait des gaz le 3e jour et avait une selle spontanée le 4e jour. Il n'y eut aucune fièvre. Mais la fistule intestinale fut lente à se fermer, contre mon attente. Elle tint le malade au lit deux longs mois, après lesquels elle s'oblitéra spontanément. Le malade, définitivement guéri, quitta l'hôpital dans les premiers jours de décembre.

La tumeur, qui fut examinée au laboratoire d'anatomie pathologique, était un épithélioma cylindrique intéressant l'intestin sur une longueur de 16 centimètres. La partie réséquée mesurait 22 centimètres.

L'opéré put reprendre son travail de mouleur. En juin 1897 j'ai constaté dans le flanc droit une légère récidive qui a pris depuis de grandes proportions. Le malade est donc resté bien guéri pendant 2 ans et 8 mois.

Obs. 5. — *Cancer de l'S iliaque. (Vautrin. Loc. cit.)*

J'ai réalisé, en 1890, l'opération que Reclus avait proposé d'exécuter, pour une petite tumeur, de la grosseur d'une mandarine, qui siégeait dans la fosse iliaque interne, sur la partie supérieure de l'S iliaque. Ce néoplasme, que je croyais développé dans les plans profonds de la paroi abdominale, était un épithélioma cylindrique de l'intestin, ainsi que l'analyse le démontra. J'amenai cette tumeur, qui n'avait pas encore déterminé de troubles sérieux, au dehors de l'abdomen, et je fixai les deux bouts d'intestin en canons de fusil dans la plaie pour établir un anus contre nature. Ceci fait, la tumeur fut réséquée au thermocautère. L'opéré supporta cette opération sans aucun accident, et trois mois plus tard revint me demander de tenter la cure de l'anus artificiel que j'avais promise. Cette cure fut assez longue à obtenir et nécessita l'emploi de l'entérotome à deux reprises. Enfin l'opéré guérit et je ne le revis plus.

Obs. 6. — *Cancer de l'angle du côlon ascendant et du côlon transverse. Ablation de la tumeur. Anastomose latéro-latérale. Guérison. (Observation prise par Tablais, interne de M. le professeur Mosrnorit.)*

Mᵐᵉ B..., propriétaire, 48 ans, se présente le 2 décembre 1898 à l'Hôtel-Dieu d'Angers.

Les antécédents héréditaires ne présentent rien d'intéressant à noter.

Antécédents personnels. — Le début de la maladie remonte à trois ans. Avant, Mᵐᵉ B..., a toujours été bien portante. A partir de cette époque elle éprouve après ses repas une pesanteur inaccoutumée au creux épigastrique, ses digestions sont pénibles et son appétit diminue. Elle est mise alors pendant quelques jours à l'eau de Vichy et au régime lacté, et l'état général s'améliore presque aussitôt.

Cependant, cette amélioration est de courte durée et bientôt les troubles digestifs reparaissent. Une constipation assez opiniâtre s'empare de la malade. *Une douleur sourde apparaît dans la région de l'estomac. Cette douleur, qui est parfois très vive après les repas, se calme dans leur intervalle. Elle irradie fréquemment dans le dos et du côté des épaules. L'appétit, quoique diminué, n'a pas disparu complètement.*

La malade mange volontiers un peu de viande et jamais ses repas ne sont suivis de vomissements. Cependant, elle s'alimente mal, car elle a maigri beaucoup, ses forces l'ont abandonnée; elle a les yeux excavés, les pommettes saillantes, les membres amaigris.

Tout à coup, il y a un mois environ, cette douleur sourde, qu'elle supportait depuis longtemps déjà, devient d'une acuité extrême. Cette douleur, localisée dans le flanc qui s'irradie vers les lombes, a pris un tel caractère que rien ne peut la calmer. En même temps des vomissements apparaissent, vomissements bilieux, alimentaires, survenant à toute heure de la journée, et surtout après l'ingestion d'aliments, peu abondants, mais fréquents.

Une constipation extraordinaire s'empare de la malade; pendant plusieurs jours elle ne rend ni gaz, ni matières. Cet état, qui semble se rattacher à une obstruction intestinale, persiste pendant quatre ou cinq jours; puis une débâcle se produit, la malade va à la selle abondamment.

Cette obstruction laisse la femme dans un abattement très grand; puis, peu à peu, l'état général s'améliore; huit jours plus tard, le même tableau se reproduit, même obstruction, mêmes vomissements, état général plus inquiétant encore.

La malade raconte difficilement comment sa maladie a évolué, tellement elle est faible. Elle est très pâle, très profondément amaigrie.

A l'examen de l'abdomen, on constate facilement à l'inspection une saillie anormale au niveau de l'ombilic. Cette saillie semble irrégulière et se déplace avec les mouvements respiratoires. A la palpation, on se rend compte que cette tumeur est indépendante de la paroi abdominale. Elle occupe toute la région ombilicale. Elle remonte en haut jusqu'au creux épigastrique et se termine en bas à deux centimètres au-dessous de l'ombilic.

Son diamètre transversal est de 15 centimètres environ et s'étend à droite et à gauche de l'ombilic. Les contours en sont nets et faciles à délimiter.

Sa surface est très irrégulière, bosselée. La tumeur est très mobile dans tous les sens, même spontanément; la malade dit qu'elle se déplace souvent et occupe parfois la fosse iliaque gauche. Cette tumeur est mate à la percussion.

Le toucher vaginal ne révèle rien.

Le cœur est normal.

Poumons : quelques frottements à la base droite.

Diagnostic. — Étant donnés les diamètres considérables de la tumeur, son aspect général, l'état cachectique dans lequel est tombée la malade, sa nature paraît évidente; reste à déterminer le siège.

Les uns ont porté le diagnostic de cancer du rein ; mais, outre la mobilité excessive que l'on constate ici et qui se rencontre rarement dans les tumeurs épithéliales du rein, en raison des adhérences qui se forment très vite autour d'elles, on ne trouve presque jamais, dans cette affection, des troubles gastriques, des accidents d'obstruction aussi prononcés que dans le cas observé. Aussi à cause de ces signes importants, d'autres ont pensé que la lésion siégeait plutôt sur le tube digestif, sans être d'accord sur la place précise occupée par la tumeur.

Cancer du pylore ou cancer du gros intestin, tels étaient les deux avis. Le point sur lequel tout le monde était d'accord, c'est qu'il fallait tenter l'extirpation de la tumeur.

Opération. — La paroi est incisée sur le muscle droit du côté droit, sur une longueur de 20 centimètres. On arrive, après incision de la peau et du tissu cellulaire sous-cutané, à la gaine fibreuse du muscle. Cette gaine est incisée vers la ligne médiane, et l'aponévrose postérieure est ouverte largement. Le péritoine est ouvert. On trouve alors une tumeur occupant l'angle du côlon ascendant et du côlon transverse. Cette tumeur, qui n'a pas contracté d'adhérences avec les organes voisins, est libre dans la cavité abdominale. Elle mesure 12 centimètres dans le sens de la hauteur, 6 centimètres transversalement et 5 centimètres environ dans le sens antéro-postérieur.

L'intestin sain est sectionné au-dessus et au-dessous entre deux pinces, et la tumeur est enlevée. Fermeture des deux bouts de l'intestin au niveau des points sectionnés. Abouchement latéral de ces deux extrémités.

Suites opératoires. — Les premiers jours, la malade est très affaiblie. A partir du 6° jour, l'état général s'améliore, l'appétit revient peu à peu, les forces reviennent.

Le 31 décembre 1898, la malade est très bien rétablie.

Le 15 février suivant, elle se livre à ses travaux habituels.

La tumeur enlevée mesure 13 centimètres de longueur. Les autres diamètres sont de 6 à 7 centimètres.

Extérieurement, la tumeur est bosselée et irrégulière ; ces bosselures, du volume d'une noisette, sont fondues les unes avec les autres. Lisse en certains endroits, le segment intestinal réséqué présente ailleurs les traces d'adhérences qu'il a fallu rompre. La tumeur présente une légère coudure en arc qui n'est autre que l'angle hépatique du côlon.

Examen microscopique. — Carcinome cylindrique du côlon.

Ons. 7. — *Tumeur de l'angle splénique du côlon. Résection.* (Berger. *Bulletin de l'Académie de médecine,* 18 octobre 1898.)

Femme de 43 ans, mariée, sans enfants. Une fièvre typhoïde, il y a 20 ans. Le début de son affection remonte à 2 ans, et pour la première fois elle eut des selles glaireuses teintées de sang. Elle n'a pas d'hémorrhoïdes.

Il y a quelques mois, *elle ressentit des douleurs du ventre très intenses, survenues sans cause appréciable;* depuis le mois de mai dernier, elle sent une grosseur mobile dans la fosse iliaque droite.

Premier diagnostic: lésion des annexes; mais, par le toucher vaginal, l'appareil génital est hors de cause.

Deuxième diagnostic: tumeur du mésentère.

Examen. — Tumeur très mobile, pouvant être déplacée jusqu'au delà de la ligne médiane. Diagnostic: carcinome du gros intestin.

Région de l'aine intacte; on ne sentait pas de ganglions abdominaux.

L'état général était relativement satisfaisant.

Opération. — Tumeur développée dans le gros intestin près de la courbure splénique. Résection. Entérorrhaphie circulaire.

La tumeur est constituée par une masse annulaire bourgeonnante et saignante en forme de chou-fleur; elle a notablement rétréci le calibre intestinal qui admet à peine l'extrémité du petit doigt.

Examen microscopique. — Carcinome cylindrique.

Suites opératoires. — La malade se lève le 10ᵉ jour. Sort le 23ᵉ jour complètement guérie.

Ons. 8. — *Tumeur carcinomateuse de la partie inférieure du côlon ascendant, au voisinage du cæcum, à 2 centimètres et demi de la valvule de Bauhin.* (Berger. *Bulletin de l'Académie de médecine,* 18 octobre 1898.)

Femme de 47 ans, mariée, 3 enfants.

Aucun antécédent morbide.

Le début de son affection remonte au mois de février dernier. Quelques vagues symptômes du côté des voies digestives sont notés à cette époque, anorexie, diarrhées fréquentes, hoquets après les repas. Douleurs, troubles dans les régions lombaire et iliaque droit. Vertiges. Amaigrissement.

Vers le commencement de septembre, ces symptômes prennent une plus grande intensité. L'abdomen est le siège des crampes excessivement douloureuses, s'étendant principalement dans la fosse iliaque droite et s'irradiant jusque dans la cuisse. A ce moment, on constate pour la première fois la présence d'une tumeur mobile siégeant dans la région du cæcum.

Examen. — Dans la fosse iliaque droite et remontant vers le flanc, on constate une tumeur dure, bosselée, du volume d'un poing d'adulte.

Elle est mobile et peut être amenée jusqu'au voisinage de la ligne médiane.

Cachexie notable. Amaigrissement depuis plusieurs mois.

Diagnostic : Carcinome du cæcum ou du côlon ascendant.

Opération, le 23 septembre. — La tumeur extirpée se présente sous l'aspect d'un gros boudin; l'extrémité cæcale est invaginée dans le côlon ascendant.

Cette invagination est due à la rétraction cicatricielle de certaines parties ulcérées de la tumeur.

Le méso correspondant renferme plusieurs noyaux suspects, dont la nature carcinomateuse, de même que celle de la tumeur, est relevée par l'examen microscopique.

La résection a porté sur 10 centimètres de l'iléon et 15 centimètres du côlon, y compris le cæcum. Celui-ci, de même que l'appendice et l'iléon sont sains.

La tumeur s'est développée à 1 centimètre et demi au-dessus de la valvule de Bauhin sur le côlon ascendant. Elle est constituée par un amas de bosselures formant un anneau très serré sur toute la circonférence interne du côlon.

Le néoplasme s'étend sur une hauteur de 4 centimètres.

Le rétrécissement de l'intestin est tel que l'on peut à peine y introduire le petit doigt.

A un centimètre environ du néoplasme et du côté de la valvule, on constate un petit polype gros comme une lentille, pédiculé et de nature bénigne. — Mort le 28.

Dans le foie : 2 tumeurs carcinomateuses ; la plus grosse, du volume d'un poing d'adulte, est constituée par des carcinomes gélatineux.

De nombreux noyaux métastatiques existent en outre sur le péritoine pariétal.

Les ganglions rétro-péritonéaux sont engorgés et tuméfiés.

Obs. 9. — Cancer de l'angle gauche du côlon. — Résection du côlon. Guérison. Entérorrhaphie circulaire. (M. GUINARD. Bulletin de la Société anatomique de Paris, 1897.)

Mᵐᵉ C..., 47 ans, journalière, se présente le 16 mars à l'hôpital Bichat ; *elle se plaint d'avoir éprouvé à plusieurs reprises, depuis six mois, de violentes coliques.* Elle apporte, en outre, dans une boîte, des corps étrangers dont les uns ressemblent à des dents, les autres à des perles, qu'elle a trouvés dans ses selles au cours de sa dernière crise. Enfin, depuis un ou deux mois, elle sent une tumeur dans le flanc gauche.

Il y a six mois, quelques jours avant ses règles, à quatre heures du matin, violentes coliques dont le point de départ est le flanc gauche, avec des sueurs froides. Ces coliques durent trois jours et, à leur suite, apparaît une grande faiblesse qui nécessite un repos de sept à huit jours.

Les règles n'apparaissent pas. Pendant trois semaines, la malade éprouve des crises un peu moins violentes que la première. Pendant cinq mois, les règles ne se montrent pas.

Au bout de ce temps, en même temps que les règles réapparaissent, une nouvelle crise très violente après laquelle la malade reste six jours au lit et remarque une tumeur dans le flanc gauche. Depuis cette époque, il persiste à gauche un point douloureux.

C'est au cours de nouvelles coliques que, le 28 février, la malade a pu recueillir les corps étrangers qu'elle montre.

Les crises se sont toujours produites en dehors de tout symptôme d'obstruction.

Jamais de melæna, jamais d'hématémèse, ni d'ictère. Appétit conservé. La malade a maigri, mais dit avoir surtout pâli.

Rien de remarquable dans les antécédents : réglée à 14 ans, mariée à 18 ans ; a eu six enfants, jamais de fausse couche.

Cependant, elle avait eu, dans sa première enfance, une affection abdominale ayant duré un mois. Depuis quinze ans elle souffre de l'abdomen. En 1883, elle a été soignée pour une affection générale de l'abdomen.

A son entrée dans le service, la malade présente un aspect presque cachectique. Il n'y a plus de coliques, mais la douleur augmente dans le flanc gauche. Elle s'exagère par la toux, les mouvements brusques, et depuis quelque temps, par le simple bâillement.

On trouve dans la région lombaire gauche une tumeur de forme générale arrondie, prenant le contact lombaire, dure, un peu douloureuse à la pression, ne pouvant être refoulée en haut ni descendre en bas, ne pouvant être mobilisée d'avant en arrière. Sonorité au niveau.

L'examen du sang pratiqué par M. Vaquez a montré qu'il s'agissait de l'anémie cachectique habituelle chez les cancéreux.

L'analyse chimique a montré que les perles et les corps ressemblant vaguement à des dents qu'a apportés la malade sont constitués par la matière cornée. Ce sont des produits d'origine ectodermique.

En présence de ces symptômes, on hésite entre le diagnostic de carcinome de l'angle du côlon et celui de tumeur fœtale de l'hypochondre gauche en communication avec le côlon.

Laparotomie. — Cancer de l'angle gauche du côlon.

Résection large de la portion colique dégénérée. Entérorrhaphie circulaire. — Guérison sans incidents.

Examen microscopique. — Tumeur épithéliale.

Obs. 10. — *Cancer du côlon ascendant. Résection du cæcum, du côlon ascendant et de l'angle colique droit. Iléocolostomie termino-terminale.* (Eiselsberg. *Arch. für klinische Chirurgie*, 1897, p. 613.)

Individu âgé de 44 ans, qui présente depuis six mois un ictère intense et une diarrhée persistante sans melæna, *mais avec coliques surtout localisées dans la portion supérieure de l'abdomen.* Dans les derniers mois, l'ictère s'accentue et quelques semaines avant son entrée dans la clinique du professeur Lichtheim, le médecin note l'existence d'une tumeur abdominale.

Malade bien bâti, amaigri; teinte ictérique de la peau rappelant la maladie d'Addison; taches pigmentaires aux tempes, aux oreilles et sur les joues; les parties du corps normalement pigmentées se détachent sur la coloration jaune générale du reste du corps. La muqueuse, les lèvres, quelques cicatrices cutanées sont aussi pigmentées.

Au palper du ventre, à droite, on sent une tumeur, grosse comme un œuf de poule, mamelonnée et mobile, et l'on diagnostique de prime abord une tumeur maligne, intestinale, localisée au côlon ascendant, tout en pensant à une tuberculose possible.

Malgré l'état cachectique du malade, une intervention est pour lui la seule chance de guérison, et elle est d'ailleurs demandée par lui-même.

31 juillet. Laparotomie. Résection du cæcum, du côlon ascendant et de l'angle colique droit. Iléocolostomie termino-terminale par entérorrhaphie circulaire.

Aussitôt après l'opération, le malade tombe dans le collapsus ; vers le soir il reprend cependant quelques forces, mais surviennent bientôt des vomissements, le pouls est rapide et le malade succombe seize heures après l'intervention.

A l'autopsie, on trouve de nombreux staphylocoques dans l'exsudat péritonéal et l'examen histologique de la portion intestinale réséquée confirme le diagnostic clinique de cancer du côlon.

REMARQUE. — Je regrette d'avoir été poussé, par la mobilité de la tumeur, à faire une résection de l'intestin chez un homme si affaibli, une simple iléocolostomie était préférable, car elle aurait été plus facile et de moins longue durée.

OBS. 11. — *Adéno-carcinome du cæcum. Résection du cæcum. Entérorrhaphie circulaire. Guérison.* (EISELSBERG. *Arch. für klinische Chirurgie*, 1897, p. 614.)

Femme âgée de 46 ans ; *elle souffre depuis un an de fréquentes coliques au niveau du cæcum*, avec troubles de la digestion et vomissements.

Pendant la dernière semaine avant l'opération, les vomissements sont si répétés que la malade ne prend plus d'aliments, n'a plus de garde-robes et se cachectise rapidement.

Malade très amaigrie ; au niveau du cæcum, on sent une tumeur de la grosseur d'une pomme, mamelonnée, peu sensible au palper et peu mobile. On porte le diagnostic de carcinome probable du cæcum.

4 juillet. Laparotomie. Incision de 15 centimètres parallèle à l'arcade crurale ; le péritoine incisé, on tombe sur une tumeur indurée, adhérente au cæcum et à l'appendice vermiforme, quelques ganglions mésentériques sont infiltrés ; comme il n'y a pas d'adhérences aux plans profonds de la fosse iliaque, on décide la résection ; après enlèvement de la tumeur, les vaisseaux mésentériques sont liés ; on comprime provisoirement l'iléon et le côlon ascendant ; comme les calibres de ces deux portions de l'intestin sont toujours inégaux, on coupe obliquement l'iléon, afin que cette section oblique s'abouche exactement à la section transversale du côlon ascendant ; sutures intestinales à la soie, suture du coin mésentérique après extirpation de tous les ganglions apparents ; fermeture de la paroi abdominale par une suture en trois étages. Pas de réaction péritonéale

post-opératoire ; quinze jours après l'opération, abcès sous-cutané ; mais l'appétit et les forces reviennent et la malade quitte la clinique quatre semaines plus tard.

L'examen histologique de l'intestin réséqué montre l'existence d'une tumeur grosse comme une pièce de cinq francs et implantée à la base de l'appendice qui est oblitéré ; au-dessus de cette tumeur, à l'origine du côlon ascendant, se trouve une excroissance non ulcérée, de 2 centimètres de diamètre, séparée de la première par un espace de 3 centimètres de muqueuse saine. Ces tumeurs sont des adéno-carcinomes très riches en cellules déformées.

REMARQUE. — La section oblique de l'iléon (Billroth) permet une entérorrhaphie circulaire facile de l'iléon et du côlon ascendant ; il est intéressant, de plus, de rappeler l'existence des deux noyaux cancéreux indépendants l'un de l'autre.

Oss. 12. — *Cancer de l'S iliaque.* (SCHILLER. *Beitrage für klinische Chirurgie,* 1896, p. 603.)

Le malade, âgé de 56 ans, souffre depuis dix à douze ans de troubles digestifs et de constipation. Il éprouve une amélioration à la suite d'une cure à Carlsbad. Depuis l'hiver de 1892, *il ressent des douleurs abdominales très vives,* la constipation augmente avec selles sanglantes et melæna, l'appétit a presque disparu, et le malade consulte le Professeur Czerny le 27 juin 1893. Dans la fosse iliaque gauche, on sent une tumeur parallèle à l'arcade crurale et douloureuse au palper ; le reste du ventre est ballonné, mais les autres viscères sont sains.

Le 30 juin, opération. Incision de 15 cent. parallèle à l'arcade crurale. On tombe sur une tumeur de l'S iliaque avec adhérences au grand épiploon et au péritoine. On fait une résection de la partie malade, avec entérorrhaphie circulaire et suture de la paroi par trois étages de soie ; l'opération dure trente minutes.

La portion intestinale réséquée a 15 cent. de long ; elle présente vers son milieu un carcinome circulaire de 4 à 5 cent. de hauteur, occupant les diverses tuniques de l'intestin ; dans le méso se trouvent cinq à six ganglions mous, de la grosseur d'un haricot.

Les suites de l'opération sont favorables : le 7 juillet, le malade a une première selle ; le 27, il quitte la clinique en pleine guérison.

Obs. 13. — *Cancer du cæcum.* (Schlatter. *Loc. cit.*, p. 605.)

Le malade, âgé de 48 ans, *se plaint depuis un an de sensations de brûlure au niveau de la région cæcale* avec constipation opiniâtre et ballonnement du ventre ; il a perdu 25 livres en trois mois.

Le 5 juillet 1893, lors de son entrée, c'est un homme très amaigri, mais dont l'aspect général est encore bon ; il présente dans la fosse iliaque droite une grosse tumeur de forme cylindrique et mobile sur cinq plans profonds. Les urines et les matières sont normales.

L'examen du ventre, surtout vers l'ombilic, montre du météorisme et *des contractions péristaltiques de l'intestin grêle.*

On porte le diagnostic clinique du cæcum et du côlon ascendant.

Opération, le 30 juillet 1893. — On fait une incision de 15 cent. parallèle à l'arcade crurale et on arrive sur une tumeur adhérente à l'épiploon et au péritoine pariétal lombaire, qui remonte jusque sous le foie et en avant du rein.

Malgré l'extension de la tumeur, on se décide à une intervention radicale. On la sépare de ses adhérences au grand épiploon et au péritoine voisin. On résèque une portion de la capsule rénale et du péritoine pariétal ainsi que les tissus infiltrés avoisinant le nerf crural avant son passage sur le ligament de Poupart ; le plexus spermatique est en partie détruit, mais l'uretère est épargné. On résèque l'intestin de l'iléon à l'angle colique droit ; on abouche par une entérorrhaphie circulaire l'iléon au côlon transverse ; on draine la fosse iliaque par le procédé de Mikulicz ; l'opération dure deux heures.

L'examen de l'intestin réséqué montre au niveau de la valvule iléo-cæcale un rétrécissement laissant passer le petit doigt, et en un point du cæcum une cavité ampullaire de la grosseur d'un œuf, ulcérée et pleine de matières fécales ; à la partie externe, le néoplasme a envahi toute la paroi intestinale et fusé vers le fascia transverse et le péritoine voisin ; on a réséqué 8 cent. de cæcum et de côlon ascendant et 6 cent. 5 d'iléon dont les tuniques sont très hypertrophiées.

Le diagnostic anatomique est donc celui de cancer du cæcum avec envahissement secondaire des ganglions lymphatiques et des tissus voisins.

Plusieurs jours après l'opération, il se forme un abcès stercoral qui s'ouvre à la région lombaire ; le 5ᵉ jour, le malade meurt de péritonite diffuse.

A l'autopsie, on trouve de la péritonite généralisée sans exsudat, avec phlegmon rétro-cæcal et périnéphrétique par gangrène au niveau de l'entéro-anastomose ; il existe de plus des lésions de néphrite parenchymateuse et de l'hypertrophie splénique d'origine ancienne.

Obs. 14. — *Carcinome du côlon descendant.* (Schiller. *Loc. cit.*, p. 607.)

Le malade, âgé de 42 ans, souffre depuis l'automne 1894 de constipation opiniâtre, *avec coliques dans l'hypogastre gauche.*

Le Dr Ebenau, de Francfort, diagnostique une tumeur du côlon descendant et fait un anus cæcal ; mais le cours des matières par le rectum se rétablit peu après.

A son entrée à la clinique de Czerny, il présente dans l'hypogastre gauche une tumeur cylindrique de la grosseur d'une tête d'enfant ; il existe de plus une sécrétion fécaloïde par l'anus artificiel en partie fermé.

On porte le diagnostic clinique de rétrécissement du côlon descendant, vraisemblablement par carcinome.

Opération, le 29 avril 1895. — Incision de 15 centimètres dans la fosse iliaque gauche : on trouve vers le tiers moyen du côlon descendant une tumeur plus grosse que le poing, fixée en arrière et en dehors aux parties voisines ; on résèque l'intestin malade ; on fait une entéro-anastomose termino-terminale, avec suture du mésocôlon, et on termine par un drainage par mèche iodoformée.

L'examen de l'intestin réséqué montre l'existence d'un carcinome intestinal, long de 5 à 6 centimètres ; mais l'intestin reste sain au-dessus et au-dessous de la lésion.

Suites opératoires favorables.

22 mai 1895. — 2ᵉ opération, fermeture de la fistule cæcale.

Le malade quitte la clinique après guérison, et en 1896 il ne présente aucune récidive.

Obs. 15. — *Cancer de l'S iliaque.* (Schiller. *Loc. cit.*, p. 608.)

Le malade, âgé de 51 ans, souffre depuis 15 ans d'hémorrhoïdes, et depuis 2 ans de melæna à cause de ces hémorrhoïdes ; il est, de plus, atteint de diabète sucré depuis 6 ans. En septembre 1894, *il ressent des coliques violentes avec constipation.*

En avril 1895, il est pris soudainement *de douleurs lancinantes très vives dans l'hypogastre gauche*, et à l'examen on note une tumeur mobile du côlon ascendant de la grosseur d'une pomme.

Les urines contiennent du sucre, mais pas d'albumine.

Opération, le 22 juin 1895. — Incision au niveau de la fosse iliaque ; on tombe sur une tumeur située à la partie inférieure de l'anse sigmoïde. Résection, entérorrhaphie circulaire, drainage à la gaze iodoformée.

L'examen de l'intestin réséqué indique l'existence d'un carcinome.

Suites opératoires bonnes ; première selle le 4e jour.

Le 16 juillet, le malade quitte la clinique, et en août 1896 il est encore bien portant et ne présente aucun trouble digestif.

Obs. 16. — *Cancer iléo-cœcal.* (Schlatter. *Loc. cit.*, p. 610.)

Le malade, âgé de 50 ans, s'amaigrit depuis 7 semaines et se plaint de diarrhée et de ballonnement du ventre ; il présente une tumeur du cœcum, en partie dure, en partie réuitente, peu mobile.

Opération, le 31 juillet 1895. — Incision parallèle à l'arcade crurale. On trouve une tumeur cylindrique, adhérente à l'épiploon et occupant le cœcum et l'origine du côlon ascendant ; les ganglions voisins sont hypertrophiés ; la cavité péritonéale contient une assez notable quantité de liquide ascitique. Drainage par le procédé de Mikulicz. Résection ; entérorrhaphie circulaire de l'iléon à l'angle hépatique du côlon.

L'opération dure 1 heure 1/4.

L'intestin réséqué a une longueur de 18 centimètres ; le côlon ascendant n'offre pas de sténose appréciable ; les ganglions mésentériques sont infiltrés et en partie caséifiés.

Guérison, mais la douleur persiste au niveau de la région cœcale. Le malade quitte la clinique le 23 août, et en septembre 1896 il jouit d'une santé parfaite.

Obs. 17. — *Cancer du côlon transverse.* (Schlatter. *Loc. cit.*, p. 611.)

Le malade, âgé de 57 ans, entre à la clinique le 31 octobre 1895.

En novembre 1894 il a ressenti une douleur à droite de l'ombilic, avec constipation.

Depuis le mois de mars 1895 il se plaint d'une sensation de pesanteur dans l'hypochondre gauche, avec légère constipation ; il est très amaigri, et on sent au palper du ventre une tumeur que l'on localise au côlon transverse.

Opération, 25 septembre. — Incision médiane, déchirure des ligaments gastro-coliques ; on réséque une tumeur squirrheuse du côlon transverse ; cette résection est suivie d'une entérorrhaphie circulaire et de la suture du mésentère.

L'opération dure 1 heure 1/2.

Le côlon transverse a été réséqué sur une longueur de 10 centimètres ; il présente un squirrhe circulaire avec métastase au niveau des ganglions lymphatiques voisins.

Mort le 3 octobre, par péritonite.

Obs. 18. — *Cancer du cæcum.* (Schlatter. *Loc. cit.*, p. 614.)

Le malade, âgé de 58 ans, entre à la clinique le 13 juillet 1893 ; il présente des antécédents héréditaires carcinomateux.

Depuis 25 ans il souffre de troubles digestifs, surtout d'inappétence.

A son entrée on observe, au palper du ventre, une tumeur cæcale mobile, dure, de la grosseur d'un œuf.

Opération. — Incision dans la fosse iliaque droite. Résection de 13 centimètres d'intestin, comprenant le cæcum, une partie du côlon ascendant, ainsi que 3 centimètres d'iléon ; on enlève les ganglions mésentériques qui sont envahis secondairement ; on fait une entérorrhaphie circulaire et on draine avec des mèches de gaze iodoformée.

L'examen histologique confirme le diagnostic clinique de carcinome avec métastase dans les ganglions voisins.

Mort le 17 juillet, par péritonite septique.

A l'autopsie, on trouve des lésions de péritonite diffuse, sans perforation au niveau des sutures, ainsi que de l'œdème des deux poumons.

Obs. 19. — *Carcinome du cæcum. Opération en deux temps. Entérorrhaphie circulaire. Guérison maintenue 18 mois après.* (Kuntze. *Berliner Klinische Woch.*, septembre 1893.)

Le malade entra à l'hôpital au mois d'octobre 1891. Le diagnostic était inflammation du cæcum.

On trouvait dans la région cæcale une tumeur dure, très volumineuse.

Une ponction ne donna qu'un peu de pus, une incision ne fit pas mieux sortir le pus d'une petite cavité à parois anfractueuses ulcérées qu'elle découvrit.

Opération. — Incision allant de la région cæcale jusqu'en arrière de la ligne axillaire, avec un angle arrondi en dehors.

Pour mettre à nu la tumeur, il fallut la dégager de la fosse iliaque et réséquer une partie du péritoine sur la paroi abdominale. Après avoir mis à nu la tumeur, on sépare par deux ligatures l'iléon à quelques travers de doigt de la valvule, et d'autre part, le côlon au niveau de son angle hépatique, section de l'iléon et du côlon, ainsi que de leur méso.

Le cæcum était indemne, mais il existait une grosse tumeur sur la paroi postérieure du côlon. Le côlon ascendant était atteint sur une hauteur de 12 à 15 centimètres.

Anus contre nature guéri 4 semaines plus tard par une résection et une suture.

10 mois se sont écoulés depuis le jour de l'opération : le malade est très bien rétabli.

Examen microscopique. — Carcinome avec de grandes cavités contenant un liquide visqueux.

Obs. 20. — *Adéno-carcinome du cæcum. Résection. Entérorrhaphie latérale. Guérison*. (Tchournow. *Chirourgeschkaïa Lritopis*, 1893, liv. III.)

Malade de 28 ans, entré à l'hôpital pour une tumeur située dans la région iliaque droite. *Il se plaint de douleurs intenses qui se reproduisent périodiquement.*

Très amaigri et faible, ses téguments sont couleur jaune pâle ; ses muqueuses sont décolorées.

A l'inspection de l'abdomen, on constate qu'à droite, au niveau de l'épine iliaque antéro-supérieure, la paroi abdominale est soulevée par une tumeur ovale, suivant les mouvements de la respiration ; son volume est à peu près celui d'une pomme, elle est consistante et bosselée, son bord inférieur arrondi ; le bord externe est irrégulier, on peut saisir la tumeur entre les doigts et la mobiliser de bas en haut, moins facilement latéralement.

Le malade avait eu jusqu'à cette époque des alternatives de diarrhée et de constipation. A 23 ans, dysenterie ayant duré 15 jours.

À 25 ans, il accuse des douleurs de la région iliaque droite, survenant tous les 15 jours, la nuit comme le jour.

En 1892, il suit un traitement d'électrothérapie. *Les douleurs les plus intenses siégeaient au niveau de la tumeur et augmentaient quand le malade restait constipé deux ou trois jours.*

Opération. — Augmentation du volume du cæcum ; la tumeur de ce dernier était consistante et granuleuse.

Le néoplasme dont était atteinte la partie extirpée du cæcum, présentait une forme annulaire. La valvule de Bauhin était dure et granuleuse ; la partie extirpée était longue de 8 centimètres. Guérison sans incidents.

Examen microscopique. — Adéno-carcinome.

Obs. 21. — *Carcinome du cæcum, Entrorrhaphie latéro-terminale. Guérison.*
(P. Surbara. *München. med. Wochenschr.*, 2 janv. 1893.)

Jeune femme de 22 ans, souffrant depuis longtemps d'une constipation opiniâtre, mais avec état général bon.

Aucune tare héréditaire.

Au mois de mars 1892, elle ressentit pour la première fois *de violentes douleurs dans la région abdominale droite. Elles survenaient le matin, et étaient violentes à ce point que la malade était obligée de se recoucher.*

Elle garda le lit pendant vingt jours sans fièvre, ni vomissements. Un mois après, la patiente eut un nouvel accès qui se manifesta brusquement, mais ne dura que trois jours. Ces douleurs persistèrent alors à l'état permanent dans la région cæcale.

Durant les époques menstruelles, qui étaient normales et indolores, la tumeur n'augmentait pas.

L'examen extérieur de la région cæcale y décelait l'existence d'une tumeur mobile, se prolongeant vers le bas, lisse et dure.

Opération. — Cæcum adhérent à la paroi abdominale antérieure. Le cæcum n'était qu'une tumeur dure, ayant déjà envahi l'appendice, englobant une partie de l'iléon, le commencement du côlon ascendant, et se prolongeant par le même côlon jusqu'à la racine du mésentère en s'amincissant graduellement.

Après une ligature partielle du mésentère, on extirpa cette partie du néoplasme et on sutura le mésentère. A partir de ce moment, la tumeur fut assez mobile pour être tirée au dehors.

Pas d'engorgement des ganglions mésentériques.

Guérison au bout d'un mois.

Examen de la pièce. — Le néoplasme a commencé par la valvule de Bauhin où on a trouvé les plus anciennes lésions. C'était une tumeur annulaire. La lumière de l'intestin admettait un crayon.

Examen microscopique : Carcinome.

Obs. 22. — *Carcinome du cæcum. — Résection. — Entéro-anastomose avec plaques d'os décalcifié.* (Illustr. *Lancett*, 1894, t. I, f. 539.)

Femme âgée de 40 ans, ayant eu onze enfants, s'étant toujours bien portée, entrait à l'hôpital le 28 juin 1893.

Elle était pâle, faible et maigre.

Son mauvais état de santé datait de six mois, époque à laquelle elle commença à *éprouver des douleurs dans le côté droit de l'abdomen et dans le dos.*

Il y a environ quatre mois, elle constata une tumeur au-dessus de l'aine droite; l'intestin fonctionnait irrégulièrement, la constipation alternait avec la diarrhée.

Peu après l'admission à l'hôpital, survint une forte évacuation avec sang et mucus.

L'examen fait découvrir une tumeur siégeant dans la région inguinale droite, à la place du cæcum, tumeur bosselée, arrondie, souple et mobile en dedans. On ne la sentait ni par le vagin, ni par le rectum. Utérus gros et en rétroflexion. Ganglions inguinaux engorgés des deux côtés.

Opération. — Tumeur recouverte par l'épiploon. Résection. Incisions sur l'axe longitudinal de l'intestin pour introduire les plaques de Senn. Bords des orifices rapprochés par la réunion des fils attachés aux plaques. *Guérison.*

La portion excisée pesait six onces et mesurait quatre pouces de longueur. Elle se composait du cæcum, de l'appendice vermiforme et portait à ses deux extrémités une portion saine de trois quarts de pouce, appartenant au côlon et à l'iléon.

Examen microscopique. — Carcinome envoyant des ramifications dans le tissu musculaire de l'intestin.

Obs. 23. — *Résection du cæcum pour épithélioma. — Entérorrhaphie circulaire, Guérison.* (Dumont. *Société de Chir.*, 1894, p. 649.)

Femme de 36 ans, qui portait dans le flanc droit une tumeur douloureuse, dont le début paraît remonter à trois ans. La tumeur avait été prise pour un rein déplacé. Et de fait il existait un certain degré d'ectopie rénale.

Le 23 juin 1894, l'opération de la néphrorrhaphie fut entreprise. Chemin faisant, le diagnostic fut rectifié, et la tumeur enlevée par une large ouverture, si commodément que cette incision postéro-latérale peut être regardée comme une voie d'accès très favorable.

Cette tumeur occupait la partie inférieure du côlon ascendant. La tumeur, le cæcum et l'appendice furent enlevés.

Section oblique de l'iléon, afin de donner au nouvel orifice de l'intestin grêle des dimensions suffisantes pour faciliter son adaptation à l'ouverture du côlon. Plaie réunie par première intention, l'ouverture par laquelle passait le drain resta fistuleuse. Encore aujourd'hui, il sort chaque jour par cette petite fistule une petite quantité de pus, légèrement coloré par les matières fécales.

On sent par la palpation, dans la fosse iliaque droite, un empâtement diffus et profond qui ne paraît cependant pas être une récidive.

Les garde-robes s'effectuent régulièrement, sans que les matières fécales soient jamais mélangées de sang ou de pus.

L'état général est très bon.

La tumeur enlevée mesurait 10 cent. de longueur, c'était un épithélioma cylindrique.

Obs. 24. — *Cancer du côlon transverse. — Résection. — Pas de récidive après trois mois et demi.* (Lilienthal. *Annals of Surgery.* Philadelphie, 1898, XXVII, 661.)

Le malade est un homme qui, lorsqu'il vint pour la première fois en observation, était âgé de 51 ans.

Il était malade depuis environ un an et se plaignait de douleurs abdominales et d'amaigrissement. Sur la ligne médiane de l'abdomen se trouvait une tumeur de la grosseur d'un œuf de poule.

Une opération fut pratiquée le 8 juin 1891. La tumeur, qui siégeait sur le côlon transverse et qui produisait une sténose presque complète de cet organe, fut extirpée. Environ six pouces de côlon furent réséqués avec quelques ganglions augmentés de volume. D'autres ganglions volumineux et nombreux furent laissés dans le mésentère parce qu'ils ne purent être enlevés. Le chirurgien porta le diagnostic d'adéno-sarcome.

Pas de récidive après trois ans et demi.

Obs. 25. — *Adéno-carcinome du cæcum. Entérorrhaphie circulaire. Mort.* (Velliaminow, *Gaz. hebd. de Méd. et de Chirurg.*, 1894, t. XXXI, p. 135.)

Femme de 36 ans, présentant, depuis une dizaine d'années, les symptômes d'un néoplasme intestinal.

Opération, en janvier 1893. Résection de l'iléon et du cæcum, sur une longueur de 27 centimètres, suivie d'une entérorrhaphie circulaire et du tamponnement antiseptique de la cavité abdominale.

Sept jours après l'opération, les sutures de l'intestin lâchèrent et la malade mourut le surlendemain de septico-pyohémie, sans péritonite.

La tumeur enlevée était un adéno-carcinome.

Obs. 26. — *Épithélioma du côlon ascendant. Excision du cæcum et du côlon ascendant. Opération en deux temps. Anastomose termino-latérale avec bobine d'os décalcifié. Guérison.* (Mayo Robson, *British medical Journal*, 1895, t. II, p. 963.)

E. H..., âgée de 14 ans, arrive le 18 septembre 1894, souffrant d'une obstruction intestinale. Depuis six mois, elle perdait ses forces et maigrissait, souffrait de constipation et d'une douleur abdominale et avait de fréquents vomissements.

Deux mois avant son admission, elle avait été très malade et avait eu des vomissements fécaloïdes, qui avaient duré trois jours.

En entrant à l'hôpital, elle était très faible; l'abdomen était très distendu, surtout du côté droit, où on pouvait sentir une tumeur dure dans la région du côlon ascendant. Entre son admission et l'opération, elle vomit par deux fois des matières fécales.

Opération. — Entérectomie ; section de l'iléon près de son entrée dans le côlon, et du côlon ascendant juste au-dessous de la flexion hépatique ; la partie intermédiaire, comprenant le cæcum et le côlon ascendant, est enlevée.

Guérison. Selle spontanée le quatrième jour après l'opération.

La malade a été vue en bonne santé, six mois plus tard.

La tumeur était un épithélioma cylindrique qui avait presque complètement obstrué la lumière du côlon.

Obs. 27. — *Épithélioma du cæcum. Résection de l'anse iléo-cæcale. Anastomose termino-terminale par le bouton de Murphy.* (MAYO ROBSON. *British medical Journal*, 1895, t. II, p. 963.)

J.-S. H..., 40 ans. Grand amaigrissement, profonde anémie.

Dans la région iliaque droite, tumeur qui, d'après lui, existait depuis un an.

Il avait souffert de constipation, mais il n'y avait pas eu obstruction complète.

Opération. — En ouvrant l'abdomen, on trouva des adhérences et on fut obligé de ligaturer l'épiploon en plusieurs endroits avant de le détacher du cæcum.

Tandis que la plaie se guérissait par granulation et que la continuité de l'intestin était établie, le malade souffrait d'une douleur dans l'abdomen et de fréquents vomissements; cela était dû probablement au bouton qui ne passa que le 44ᵉ jour. — Guérison.

La portion de l'intestin qui fut enlevée mesurait six pouces et la tumeur était un épithélioma cylindrique, développé sur le cæcum et le côlon ascendant.

Obs. 28. — *Résection du cæcum pour carcinome. Entérorrhaphie circulaire. Guérison.* (SMITH. *British medical Journal*, 1896, t. II, p. 1776.)

Malade âgée de 27 ans, avait senti une grosseur du côté droit de son abdomen après la naissance de son dernier enfant, en février 1896.

La tumeur était aussi grosse qu'une orange, dure et à bords irréguliers; on pouvait la mouvoir entre l'ombilic et la fosse iliaque droite.

Laparotomie. — La tumeur siégeait dans le cæcum, elle fut réséquée avec quatre pouces et demi de l'iléon et la partie adjacente du mésentère qui contenait un certain nombre de ganglions tuméfiés.

Guérison rapide.

Obs. 29. — *Carcinome du cæcum. Laparotomie. Ablation. Entéro-anastomose. Mort.* (RENÉ BALLUS. *J. de méd. de Paris*, 1897, p. 97.)

L..., 54 ans, vint consulter, il y a deux ans, pour une grosseur qu'il sentait au travers des parois abdominales, sans autres signes subjectifs qu'une constipation très rebelle.

On sentait, par la palpation, une tumeur médiane, située à 2 centimètres au-dessous de l'ombilic, tumeur aplatie, mobile en tous les sens, résistante et non douloureuse.

Diagnostic : tumeur du mésentère, basé sur la grande mobilité de la masse.

Deux ans plus tard, malade vieilli, très amaigri.

La tumeur de l'ombilic avait disparu, mais on constatait dans la fosse iliaque droite une masse entièrement dure et immobile.

Douleurs continues très violentes, vomissements alimentaires ou bilieux, alternatives de diarrhée et de constipation.

Six mois auparavant et sans causes appréciables, il avait eu une abondante hémorrhagie intestinale ; de loin en loin, il ressentait des frissons, avait de la fièvre ; son teint avait pris une nuance bistrée très caractéristique.

Opération. — Masse très dure, très adhérente de toutes parts et située dans la fosse iliaque droite. Tout le cæcum était enfoui dans du tissu de néoformation, l'iléon distendu et enflammé avait le même calibre que le côlon.

État général très bon et température normale pendant deux jours.

Le troisième jour, le malade eut, sans cause connue, une hématémèse qui l'emporta.

Obs. 30. — *Carcinome du cæcum, Résection de l'angle iléo-cæcal. Entérorrhaphie circulaire, Guérison.* (TANSINI, *Gaz. hebd. de méd. et de chirurg.*, 1897, t. XLVII, p. 156.)

Françoise L..., 46 ans, réglée à 14 ans, toujours normalement ; n'a jamais souffert d'aucune maladie, avant celle dont il s'agit.

Il y a neuf mois, douleur très forte au flanc droit. *Elle se manifestait par des élancements qui irradiaient dans la région lombaire correspondante et dans la cuisse droite, surtout durant la défécation.* En même temps, venant à toucher la partie endolorie, la malade sentit la présence d'un corps dur, de la grosseur du doigt et qui, au palper, lui causait une vive douleur.

La tumeur est allée grossissant avec rapidité, jusqu'à atteindre les dimensions actuelles, et durant son développement la douleur a toujours continué ; *à certaines heures de la journée, elle devenait aiguë au point de faire pleurer la malade et de la forcer à rester à plat ventre sur le lit.*

Les fonctions du tube gastro-intestinal se sont accomplies pendant ces neuf mois et continuent à s'accomplir avec difficulté et en causant une douleur à la malade.

Les évacuations se succèdent tous les quatre, cinq et quelquefois sept jours. Encore faut-il toujours recourir aux purgatifs.

Examen. — Masses musculaires flasques, tissu adipeux sous-cutané rare, coloration de la peau pâle, muqueuses à peine rosées, température normale.

L'abdomen, dans la fosse iliaque droite sur le prolongement de l'hémi-claviculaire, apparaît tuméfié par l'existence d'une saillie qui atteint le volume d'un œuf de dinde.

Au palper, l'on remarque dans la fosse iliaque droite une tumeur du volume d'un gros cédrat, à surface bosselée et à limites mal définies ; en haut, on sent la masse jusqu'à un doigt au-dessous d'une ligne transversale passant par l'ombilic ; en bas, jusqu'à deux doigts du pubis et à 3 centimètres de la ligne iléo-pectinée, en dedans jusqu'à 5 centimètres de la ligne médiane.

Cette masse a une consistance fibreuse et elle est assez fixement implantée pour ne pas permettre le moindre déplacement. Elle est douloureuse ; la douleur est lancinante et augmente à la pression.

Opération. — Carcinome du cæcum, la masse néoplasique appartient surtout à la paroi postérieure du cæcum.

Les douleurs lancinantes cessèrent dès le lendemain de l'opération.

Quatre jours après les fonctions intestinales reprirent leur cours normal, la malade eut des selles abondantes, sans effort ni douleur.

Sortie le 22ᵉ jour.

La masse extirpée pèse 400 grammes et présente à peu près le volume d'une tête de fœtus.

La masse d'intestin enlevé avec la tumeur mesure 20 centimètres de longueur.

Obs. 31. — *Tumeur du cæcum. Extirpation du cæcum. Entérorrhaphie termino-latérale. Guérison. Revue cinq mois après.* (JULLIARD. *Rev. méd. de la Suisse Romande*, p. 588.)

Homme, 56 ans, jouissant d'une bonne santé jusqu'au 25 septembre 1890, où il éprouva, pour la première fois et sans cause appréciable, *des douleurs dans la fosse iliaque, s'irradiant dans les lombes, l'abdomen et la jambe droite.*

L.   11

A son entrée à l'hôpital (5 octobre 1896), on constate à la vue, sur le côté droit de l'abdomen, une tuméfaction manifeste, dont les limites sont diffuses.

A la palpation, on sent, dans la fosse iliaque droite, une tumeur bien limitée de la grosseur d'un gros œuf d'oie, ovoïde à grand axe vertical, dure et à surface bosselée. La partie inférieure de la tumeur est douloureuse à la pression. La peau est mobile sur la tumeur, mais celle-ci ne l'est pas, elle adhère aux parties profondes.

Troubles digestifs : constipation et diarrhée alternatives, jamais de sang dans les selles.

Opération. — Epiploon fortement épaissi et induré, adhère sur une grande étendue au péritoine pariétal ; adhère également à la tumeur qu'il recouvre. Tumeur occupe le cæcum ; elle est enlevée et comprend le cæcum avec l'appendice et un bout de l'iléon.

Guérison le 6ᵉ jour. Maintenue au bout de 5 mois.

Obs. 52. — *Adéno-carcinome du cæcum. Entérorrhaphie circulaire. Guérison.* (Stronca. *Morgagni*, Milano, avril 1897, p. 298.)

H..., 42 ans, ni alcoolique, ni syphilitique, ni paludique.

Début 6 mois, pas de douleurs dans la fosse iliaque droite.

Diarrhée et constipation. Plusieurs entérorrhagies.

Météorisme abdominal. Douleur à la palpation correspondant à la région iléo-cæcale, avec tumeur du volume d'une orange de forme oblongue, mobile, sans fluctuation.

La percussion démontre que cette tumeur n'est pas en rapport avec le foie.

Diagnostic : carcinome ou tuberculose.

Opération. — Tumeur localisée à la valvule, adhérences avec l'épiploon.

Guérison maintenue.

Tumeur du volume d'une orange, longue de 22 centimètres et pesant 215 grammes. Adénome-carcinome, ayant débuté par la valvule iléo-cæcale.

Obs. 53. — *Adéno-carcinome de la valvule iléo-cæcale. Résection. Entérorrhaphie circulaire. Guérison.* (Stronca. *Morgagni*, Milano, avril 1897, p. 298.)

H..., 40 ans, pas d'antécédents, douleurs abdominales avec diarrhée, et entérorrhagies ayant débuté trois mois auparavant. Il y a un mois et demi qu'il s'est aperçu de la présence, dans la région lombaire antérieure droite, d'une tumeur, de la grosseur d'une petite pomme, qui alla en augmentant de volume. Cette tumeur était douloureuse à la pression, bosselée, dure et allongée dans le sens longitudinal. Mobilité en tous sens mais cependant limitée.

Tout le ventre est douloureux à la palpation.

Diagnostic : rétrécissement carcinomateux de la région iléo-cæcale.

Opération. — Nombreuses adhérences de la tumeur avec l'intestin grêle, l'épiploon et le côlon transverse.

Guérison complète le 25° jour.

La tumeur est un adéno-carcinome de 19 centimètres de long et pesant 207 grammes.

Obs. 34. — *Cancer du cæcum et du côlon ascendant.* (Nélaton, in Th. Comrost, Obs. III.)

Ernest P..., 43 ans, sertisseur en bijonterie, entré le 1er décembre 1896, salle Nélaton, lit n° 20 (hôpital Saint-Louis).

Antécédents héréditaires nuls. Antécédents personnels : sujet à des bronchites à répétition, jamais d'hémoptysies. Variole à 24 ans. Jamais de maladies vénériennes. Il n'est pas gros mangeur.

Début en juin 1896 ; étant à la campagne, en hôtel, il est pris brusquement de coliques et de vomissements accompagnés de diarrhée. Les accidents durent quarante-huit heures et cèdent spontanément. Guérison complète pendant trois semaines ; puis constipation, coliques et vomissements. Après trois jours ces accidents cèdent à l'emploi d'un purgatif.

Dès lors les crises reviennent à des intervalles variables, plus ou moins rapprochés. Dans l'intervalle, la santé n'est pas altérée, aucune douleur abdominale, une selle tous les deux jours, normale.

En novembre 1896, rétention des matières, très marquée mais non pas absolue complètement. Coliques et vomissements dont le malade constate à deux reprises l'odeur fécaloïde. Il n'ose pas s'alimenter, et d'autre part les lavements ne pénètrent pas, raconte-t-il. Jamais il n'a vu de sang dans les matières. Amaigrissement rapide. Vers le milieu de novembre, constipation absolue avec arrêt complet des matières et des gaz.

Entré à l'hôpital le 1er décembre dans un état de cachexie avancée due à 12 jours d'occlusion complète avec vomissements incessants.

Signes physiques : Ballonnement du ventre rendant toute constatation impossible. Les lavements ne sont pas gardés. Etat général relativement bon.

On pratique d'urgence un anus iliaque sur le cæcum trouvé distendu. Amélioration rapide. Les escarres fessières qui s'étaient formées dans les premiers jours passés à l'hôpital, se guérissent. Pas d'œdème périphérique.

Etat au 1ᵉʳ janvier 1897. Large anus iliaque droit, fonctionnant exclusivement, incontinent. L'appétit est bon ; les matières rendues sont fortement colorées.

Le 19 janvier, Souligoux pratique l'entéro-anastomose ; il abouche la terminaison de l'iléon à l'S iliaque. Les lavements passent facilement de l'anus naturel dans l'anus artificiel. Il ne s'écoule que fort peu de matières après les lavements par l'anus naturel, malgré toutes les tentatives faites pour oblitérer momentanément l'anus artificiel.

Pourtant le 19 février, selle abondante par le rectum. Le toucher rectal permet de reconnaître la diminution du calibre du rectum qui n'admet guère qu'un doigt.

Le 20 février. Intervention. L'anus iliaque est circonscrit par une incision elliptique. Le segment adhérent à la paroi abdominale est ainsi libéré, attiré au dehors. On sent alors une tumeur sur le bout inférieur (côlon ascendant) et on l'attire à l'extérieur. Entre deux pinces, on réséque le cæcum (sections au-dessus de la valvule de Bauhin et à 0,10 cent. au-dessus du fond du cæcum), après la ligature du mésentère. Ce temps est terminé en 10 minutes. Puis l'intestin grêle est abouché au côlon par une suture circulaire faite sur le tube en sucre de Souligoux. Le côlon étant trop large, on pratique un pincement latéral. Des franges graisseuses voisines servent à matelasser extérieurement la ligne de suture.

La plaie est refermée, sauf en un point très étroit où pénètre superficiellement une mèche de gaze iodoformée.

Extrait d'opium : 10 centigr.

Le 21. Le malade souffre. Il n'y a pas eu de gaz par l'anus. Une heure après l'intervention ont commencé des vomissements bilieux verdâtres, qui ont persisté toute la nuit. Il vomit encore dans la matinée. Pouls petit.

Le 22. Les vomissements ont cessé depuis la veille au soir. Le malade croit avoir rendu un gaz par l'anus ; douleur encore vive. Un vomissement est provoqué par l'ingestion de champagne toute la journée. Le malade urine seul, les urines sont assez abondantes.

Le 23. Émission de 5 ou 6 gaz par l'anus. Plus de vomissements, la douleur persiste, on retire la mèche de gaze iodoformée.

Le 24. Gaz abondants par l'anus ; le malade se trouve très bien et ne souffre presque plus ; le soir, léger suintement dans le pansement.

Le 26. Des matières liquides ont fusé dans le pansement ; des gaz s'échappent par un orifice qui semble très petit.

Le 28. Matières abondantes dans le pansement. Quelques gaz par l'anus.

2 mars. Écoulement de plus en plus abondant par la plaie. Rien par l'anus.

Le 3. Des gaz et quelques matières sont sortis par l'anus ; la presque totalité des matières sort par la fistule.

De mars à juillet, la fistule tend à s'oblitérer, tandis que les gaz et les matières reprennent leur cours par la voie physiologique.

Le 29 juillet, le malade sort de l'hôpital. Sa fistule s'est fermée spontanément. Son état général est excellent.

Le 29 août. La fistule suinte de nouveau. L'écoulement s'arrête le 15 septembre, pour reparaître en octobre.

Par la fistule, une quantité abondante de gaz s'échappe au premier jet, parfois cette émission est précédée de coliques. Les jours suivants, la compresse qui recouvre la plaie est teintée d'un peu de pus avec quelques traces de matières fécales.

Le 15 novembre, quand on examine le malade, on trouve la plaie complètement guérie, sauf en un point minime qui présente une petite croûte. Quand on presse sur ce point, on voit sourdre 5 à 6 gouttes de pus louable sans odeur. Pas de matières.

Cependant, sur la compresse que porte le malade, on voit deux taches brunâtres. Depuis un mois, ce petit suintement reparaît tous les 5 ou 6 jours.

L'état général est très bon. Le malade n'a pas de coliques, va bien à la selle, il travaille et paraît être content de sa situation.

Obs. 35. — *Cancer du côlon transverse.* (NÉLATON, in CONROUX. Obs. XV.)

Jeune femme atteinte de cancer du côlon transverse, amenée à la maison Dubois avec des symptômes d'occlusion aiguë. On établit un anus contre nature sur le cæcum. Un mois après, résection de tout le côlon transverse. *Guérison* et retour à la santé parfaite.

Morte brusquement plusieurs mois après.

Obs. 36. — *Cancer de l'anse iléo-cæcale.* (NÉLATON, in Th. COMPOINT.)
(Résumé.)

Malade de 49 ans, atteint d'occlusion intestinale.

Les accidents datent de quatre jours.

Depuis trois ou quatre ans, cet homme avait *des digestions difficiles.* Il était sujet à des constipations prolongées.

En présence d'accidents pressants, M. Nélaton pratiqua une incision dans la région cæcale en fin d'août 1895.

Le cæcum n'était pas distendu ; en cherchant, on vit une masse dure qui fixait la partie terminale de l'intestin grêle au détroit supérieur.

Cette tumeur néoplasique, partout adhérente, était du volume d'une pomme d'api. M. Nélaton saisit alors l'anse située immédiatement au-dessus et sur elle établit un anus contre nature.

Évacuation de l'intestin et guérison des accidents.

Le malade conservait un anus contre nature sur la terminaison de l'intestin grêle et il était continuellement souillé. A plusieurs reprises, il sollicita le chirurgien de le débarrasser de cette infirmité. M. Nélaton, ayant constaté les adhérences étendues du néoplasme, refusait d'intervenir.

A la fin de 1896, la tumeur était notablement accrue, elle atteignait le volume du poing. Facilement explorable dans la fosse iliaque, elle paraissait plus mobilisable.

L'état général du patient était bon, il réclamait toujours une autre opération. Cédant enfin à ses supplications, M. Nélaton se décida à tenter la cure radicale.

Par une large incision elliptique, il circonscrivit l'anus contre nature, il attira hors du ventre le cæcum et la portion terminale de l'iléon ; la tumeur adhérait un peu au péritoine pelvien, mais on put la séparer par dissection assez facilement.

Après avoir placé des pinces longues sur le gros intestin et sur l'iléon pour assurer la coprostase, la tumeur fut réséquée. Après avoir pratiqué l'hémostase, M. Nélaton sutura les deux bouts de l'intestin à la peau, laissant ainsi un anus contre nature qu'il se proposait de fermer dans la suite.

Malheureusement, les deux extrémités de l'intestin fixées à la peau devinrent le siège de sphacèles. Le cinquième jour, le malade succomba à des accidents de péritonite.

L'examen de la pièce fut pratiqué par M. Pilliet, qui reconnut un épithélioma cylindrique.

Obs. 37. — *Cancer du cœcum.* — *Résection* — *Guérison*, Ravin. *Lyon médical*, 1897, p. 513 (résumée).

Mme G..., âgée de 43 ans.

Rien de particulier dans les antécédents.

L'affection remonte à trois mois. Au début elle a ressenti *de violentes douleurs dans le ventre*. Ces douleurs persistent encore et constituent un des symptômes capitaux qu'elle ... ésente.

La malade *souffre plus particulièrement après les repas*. Ce sont des douleurs en ceinture, prenant naissance dans le ventre, au-dessus de l'ombilic, surtout du côté droit. Leur intensité est considérable, elles forcent la malade à prendre l'attitude assise, les coudes sur les genoux, appuyant sur le ventre.

La malade appelle aussi l'attention sur une tumeur siégeant dans le côté droit de l'abdomen. Cette tumeur est du volume du poing, ronde, vaguement bosselée, de consistance ferme. Sa mobilité est très grande ; on la trouve dans la partie droite de l'abdomen, et il est possible de la refouler en dehors vers la région lombaire, sans que cependant elle puisse être conduite jusque dans la région rénale. Elle peut être portée jusqu'au contact du foie et elle descend sans difficulté jusque vers l'utérus. Quand elle est ainsi placée on peut la sentir facilement par le toucher vaginal et la palpation bimanuelle.

Rien au cœur ni aux poumons, le foie est normal, il n'y a pas de matité splénique appréciable.

La température est normale.

L'appétit est diminué. *L'ingestion des aliments est nettement l'occasion de crises douloureuses* qui surviennent aussitôt après les repas.

Jamais de vomissements. — Pas de dilatation de l'estomac. Les selles ont été vues ; elles sont quotidiennes et normales. Il n'y a pas d'alternative de diarrhée et de constipation.

La nutrition générale a subi une atteinte sensible, si on en juge par l'aspect de la malade qui a le teint pâle, mais non jaune paille et par une perte de poids de deux kilogrammes.

En résumé tumeur abdominale extrêmement mobile, tumeur s'accompagnant de douleurs vives, de phénomènes digestifs et de dénutrition.

Sans pouvoir établir un diagnostic précis, on décide de pratiquer la laparotomie pour calmer les douleurs de la malade.

Opération le 28 mai 1897. — Anesthésie avec éther.

Incision médiane sous ombilicale et exploration de l'abdomen avec la main. On sent en arrière de l'utérus, et dans le bassin une tumeur qu'on peut facilement amener au dehors. — C'est le cæcum formant une masse dure d'aspect néoplasique ; contre cette masse se confond l'extrémité de l'iléon. Dans le méso on aperçoit un ganglion du volume d'un gros pois.

Étant donnée l'absence d'adhérences et le bon état général de la malade la résection est indiquée.

Des pinces flexibles assurent tout d'abord la coprostase, puis elles sont remplacées par les doigts. L'intestin grêle est sectionné à 10 centimètres environ du cæcum, et le gros intestin dans sa portion colique au-delà du néoplasme. Sur le méso, excision angulaire de façon à enlever en même temps le ganglion ce qui nécessite le pincement de deux ou trois gros vaisseaux. La masse iléocolique est ainsi rapidement enlevée.

Réunion, au moyen de l'iléocolorraphie par implantation, suivant la méthode de Billroth. L'extrémité sectionnée du côlon est obturée à l'aide de deux sutures à la Lembert superposées, sutures exécutées par un surjet à la soie fine. — On pratique alors sur le côlon une incision de 2 centimètres et demi et on implante l'extrémité de l'iléon. — Sutures à la soie fine selon le procédé de Jaboulay et Briau. La plaie du mésocæcum est suturée par deux ou trois points de catgut chromique.

On referme la paroi en laissant un petit drainage à la Mickuliez. L'opération a duré deux heures.

28 mai soir. T. R. 38° pouls 80. — Douleur assez vive au creux de l'estomac, piqûre de morphine, injection sous cutanée de 900 grammes de sérum.

Le 29 soir T. R. 38°,5, pouls 102. Vomissements bileux, injection de sérum.

Le 30, T. R. 38°4, pouls 92, pas de vomissements, la malade a émis des gaz.

1er juin. La malade a une selle spontanée. — On commence à l'alimenter, le tampon est enlevé le 9e jour et à partir de ce moment la guérison s'effectue sans incidents.

L'examen histologique a donné comme résultat : *Cancer de l'intestin.*

Obs. 38 (inédite). — *Cancer du cæcum.* Due à l'obligeance de M. le Dr DELAUNAY (malade revue 15 mois après l'opération).

Femme 40 ans. Rien de particulier dans les antécédents.

Histoire de la maladie. — Il y deux mois environ apparition de quelques douleurs vagues, irradiées tantôt dans la fosse iliaque droite, tantôt à gauche de l'abdomen. Ces douleurs sont très vives à certains moments. Durant ces crises que la malade rapporte à la fatigue (?) la douleur n'est pas localisée, mais diffuse. — Il n'y a pas de troubles digestifs sauf un peu de constipation.

Il y a un mois, un médecin consulté trouve dans la fosse iliaque droite un empâtement profond, il conseille le repos absolu. Les souffrances sont alors localisées à droite. C'est *une douleur survenant brusquement et disparaissant après quelques minutes.*

Dimanche dernier, crise rappelant un accès de coliques appendiculaires, crise qui dure presque toute la nuit. Vomissements alimentaires abondants. Tympanisme du ventre et hyperesthésie très marquée de la paroi. — Le cæcum distendu forme nettement une saillie appréciable. Douleurs extrêmement intenses, ce sont des sensations de torsion, de déchirement localisées dans la fosse iliaque droite avec irradiations dans la région épigastrique. La crise se termine vers six heures du matin par une évacuation diarrhéique. La malade depuis ce moment se sent soulagée. Bien qu'elle ait un peu maigri dans ces derniers temps, l'état général est excellent.

Pas de fièvre.

Examen de la malade. — La fosse iliaque droite est sensible à la palpation. La percussion donne à ce niveau, de la matité. — On sent au-dessus de l'épine iliaque antéro-supérieure un gâteau profond, dur un peu irrégulier, large de trois travers de doigt, s'étendant vers le pubis.

La paroi abdominale n'adhère pas à la tumeur, et cette tumeur elle-même semble pouvoir être mobilisée en masse et pouvoir être reportée en dedans. Rien d'autre dans l'abdomen. — Les poumons et le cœur sont sains. Pas de troubles digestifs marqués mais il existe de la constipation.

En somme il s'agit d'une affection du cæcum ayant évolué lentement, sans fièvre, sans grand fracas, à l'exception d'une seule crise. La tumeur n'est pas très adhérente. La malade a un peu maigri.

On porte le diagnostic d'appendicite mais avec des réserves. La pensée d'un néoplasme du cæcum devant être éveillée en raison de la marche un peu spéciale de l'affection et de la mobilité relative de la tumeur (1).

(1) Cette particularité est très importante au point de vue du diagnostic différenciel. Il en est de même dans les affections de l'estomac. Une tumeur diffuse, adhérente, immobile est une tumeur inflammatoire. — Si au contraire, la tumeur est limitée, plus mobilisable, c'est probablement un néoplasme.

Opération à l'hôpital Péan, le 31 mars 1898. — Anesthésie chloroformique.

Incision de Roux comme pour une appendicite.

On tombe immédiatement sur le cæcum infiltré, bosselé irrégulièrement. — C'est un néoplasme qui paraît assez limité. La tumeur est mobile peu adhérente. La résection est indiquée.

Section de l'iléon entre deux pinces munies de caoutchouc. — Libération du cæcum : on pince et on sectionne successivement les appendices épiploïques et les brides qui rattachaient la tumeur à son méso. Le côlon est sectionné entre deux pinces coprostatiques et la masse enlevée d'une seule pièce.

On procède alors à la réunion par l'implantation latérale et pour gagner du temps on se sert du bouton de Murphy.

On veut fermer la section du côlon par un fil de catgut passé en cordon de bourse, mais l'affrontement n'est pas parfait, et pour bien enterrer la muqueuse il faut pratiquer par dessus trois étages successifs de sutures.

Une boutonnière pratiquée sur le côté interne du côlon reçoit la partie femelle du bouton de Murphy. — La pièce mâle est enchâssée dans l'extrémité de l'iléon et serrée par un fil en cordon de bourse. — Articulation des deux pièces du bouton, et par dessus surjet circulaire séroséreux exécuté avec du catgut.

Ligature des nombreux appendices épiploïques sectionnés. — Fermeture de la brèche taillée dans le méso péritonéal. — Suture de la paroi.

Une mèche de gaze iodoformée, introduite profondément jusque derrière le côlon, est laissée en place pour drainer, et pour provoquer des adhérences protectrices.

Suites opératoires. — 31 mars, T. = 36,2 — P. = 78 ; deux lavements nutritifs, piqûre de morphine.

1er avril, T. = 36,7 — P. = 96 ; quatre lavements alimentaires.

Le 2. Malade un peu faible, langue sèche, quatre lavements alimentaires, 50 gr. de sérum, deux selles en diarrhée.

Le 3. Premier pansement, la mèche est remplacée par une autre mèche imbibée de naphtol camphré ; deux tasses de lait ; 100 gr. de sérum.

Le 4. Pansement montre fistule stercorale avec écoulement d'un peu de liquide intestinal.

Le 8. La plaie est irritée par l'écoulement de la fistule. On cherche à constiper la malade.

Le 10. Il y a moins de matière dans le pansement. On enlève les fils, il y avait un petit abcès à la partie supérieure de la suture, on aperçoit le bouton de Murphy dans la plaie. Mais l'état général est assez bon, le ventre est souple, la langue humide ; pansements à la vaseline pour protéger la peau déjà fort excoriée.

Le 14. Crampes douloureuses dans le mollet droit qui persistent plusieurs jours (probablement phlébite atténuée).

A partir du 1er mai l'écoulement des matières par la fistule diminue d'une façon notable. Le 4 mai le bouton de Murphy est expulsé par les voies naturelles.

Le 8 mai. La malade se lève pour la première fois, les pansements sont renouvelés seulement tous les trois jours.

Le 26. L'opérée sort de l'hôpital, il ne persiste plus qu'un orifice très étroit et cette petite fistule donne très peu de secrétions.

En juillet la malade est revenue, elle a repris de l'embonpoint, l'état général est excellent mais la fistule persiste toujours. Elle se ferme seulement en décembre.

Avril 1899. L'opérée semble guérie. L'intestin fonctionne normalement, sans douleurs. La plaie de la paroi est guérie depuis longtemps, la cicatrice est souple.

Juin 1899. La malade écrit à son chirurgien, elle n'a pas de troubles digestifs, mais elle se plaint de maigrir progressivement.

Examen de la pièce. — Le cæcum épaissi et augmenté de volume présente à sa face externe une surface irrégulièrement bosselée. L'infiltration néoplasique envahit la partie inférieure du côlon ascendant, elle s'étend jusque sur la terminaison de l'iléon. La surface péritonéale du cæcum est lisse, sans adhérences, la coloration pâle en certains endroits est en d'autres violacée ou brunâtre.

L'appendice est resté absolument sain.

Le cæcum est ouvert, sa paroi mesure deux centimètres d'épaisseur. A sa partie interne, la cavité est remplie de végétations rouge vif par places, grisâtres en d'autres endroits, ulcérées en certains points.

Un peu au-dessous de la valvule iléo-cæcale on aperçoit une ulcération grisâtre du diamètre d'une pièce de un franc. Le fond sanieux tranche nettement sur les parties voisines. D'autre part immédiatement au-dessus de la valvule qui semble avoir été le point de départ de l'épithélioma, il existe une masse rouge, formée par un bourgeon du volume du pouce faisant saillie comme un bec et devant gêner notablement la circulation des matières.

Examen histologique dû à M. le Dr PILLIET. — Les différents bourgeons de la tumeur sont tous constitués de la même façon; d'énormes masses formées de tubes réticulés et anastomosés. Ces tubes sont tapissés de cellules épithéliales actives à noyaux énormes. Les plus volumineuses de ces masses se nécrosent à leur centre et sont alors parsemées de granulations provenant du pigment sanguin. Dans l'épaisseur de la paroi intestinale on retrouve les mêmes proliférations détruisant les couches fibreuses et musculaires, mais là, les cellules cylindriques subissent pour la plupart la dégénérescence colloïde.

En résumé, épithélioma à cellules cylindriques à forme végétante, encéphaloïde.

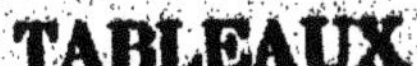

TABLEAUX

A. — Traitement radical.

§ Ier. — Cæcum et côlon ascendant.

	AUTEURS ET INDICATIONS	SIÈGE	OPÉRATION	RÉSULTAT
1	KRAUSSOLD. *Centralblatt für chir.*, 1891, p. 184, t. VIII.	H. 62. Cancer cæcum compliqué de fistule.	Résection. Entérorrhaphie.	Mort. Généralisation au foie.
2	MAYDL. *Wien. med. Presse*, 1883, p. 438.	H. 54. Cæcum.	Résection de l'anse iléo-colique ; anus artificiel ; résection secondaire.	Guérison. Fistule consécutive. Noyaux secondaires au voisinage.
3	VON BERGMANN, MICHELS. Th. inaug., 1885.	H. 38. Cæcum.	Résection. Entérorrhaphie.	Guérison. Opération en deux temps. Survie de 9 ans. (Soc. de chirurg. Berlin, 1885.)
4	HOFMOLK. *Wien. med. Presse*, avril 1885, p. 746.	F. 21. Cæcum.	Résection.	Guérison.
5	SYDNEY JONES. *Lancet*, 10 janv. 1885.	F. 54. Côlon ascendant.	Résection du cæcum. Entérorrhaphie.	Mort. Péritonite septique.
6	WHITEHEAD. *Brit. med. Journal*, janv. 1885, p. 171.	H. 38. Cæcum.	Résection. Anus contre nature.	Mort le 12e jour. Gros foyer suppuré dans la fosse iliaque.
7	RIEDEL. *Deuts. med. Woch.*, 1886, p. 232.	H. 51. Cæcum.	Résection et résection secondaire. Anus contre nature.	Guérison.
8	BARTON. *Philadelphie Report*, 1888, p. 597.	F. 37. Valvule iléo-cæcale.	Résection. Anus contre nature avec application immédiate de l'entéro-tome.	Guérison.
9	SENN. *Journ of the amerie. Assoc.*, 1890, n° 24, p. 845.	H. 37. Cæcum.	Résection du cæcum et de 18 pouces de l'iléon. Entérorrhaphie par apposition latérale.	Guérison.
10	KÖNIG. *Archiv f. klin. chir.*, 1890, t. XI, p. 905.	H. 48. Cæcum.	Résection.	Mort par gangrène du côlon dépourvu de son méso.
11	SENN. *Journal of amerie. Assoc. med.*, 1890, p. 245.	Valvule iléo-cæcale.	Résection du cæcum et du côlon. Iléocolostomie avec plaques osseuses.	Mort le 5e jour par péritonite consécutive et perforation du côlon.
12	MATLAKOWSKY. *Deutsch Zeits. f. Chirurg.*, 1892, t. XXXIII, p. 347.	H. 67. Cæcum.	Adhérences de la tumeur aux muscles de la paroi. Résection. Entérorrhaphie.	Guérison.

№	AUTEURS ET INDICATIONS	SIÈGE	OPÉRATION	RÉSULTAT
13	BILLROTH (1881). *Arch. für klinisch. Chirurg.*, 1892.	H. 56 Cæcum.	Résection. Entérorrhaphie circulaire.	Mort.
14	BILLROTH (1884). *Id.*	H. 54 Cæcum.	Résection. Entérorrhaphie circulaire.	Guérison.
15	BILLROTH (1886). *Id.*	H. 41 Cæcum.	Traumatisme antérieur. Résection. Entérorrhaphie.	Mort.
16	BILLROTH (1886). *Id.*	F. 43 Côlon.	Résection. Entérorrhaphie.	Guérison.
17	BILLROTH (1886). *Id.*	H. 46 Cæcum.	Résection. Entérorrhaphie circulaire.	Mort.
18	BILLROTH (1889). *Id.*	H. 33 Cæcum.	Résection. Entérorrhaphie.	Mort. Péritonite septique.
19	BILLROTH (1890). *Id.*	H. 54 Cæcum.	Résection. Entérorrhaphie circulaire.	Carcinome colloïde, tuberculose du cæcum. Guérison opératoire. Mort par carcinome secondaire du péritoine diaphragmatique et pleurésie hémorrhagique droite.
20	BILLROTH (1890). *Id.*	H. Cæcum.	Résection. Entérorrhaphie.	Mort.
21	CZERNY (1882). *Beiträge für Klin. Chirurg.*, 1892.	H. 47 Cæcum.	Résection.	Opération dure 4 heures. Mort.
22	CZERNY (1887). *Id.*	H. 52 Cæcum.	Typhlite 20 ans avant. Résection. Entérorrhaphie.	Mort.
23	CZERNY (1890). *Id.*	H. 48 Cæcum.	Résection. Entérorrhaphie.	Invagination iléo-cæcale avec carcinome. Cordon ganglionnaire suspect dans le petit bassin. Mort.
24	MAC CORMAC. *Lancet*, 1892, p. 310.	H. 38 Et invagination cæcum.	Résection. Anus contre nature.	Guérison après 3 opérations successives.
25	BRAMANN. *Congr. des chirurg. allemands*, 1893.	F. 43 Cæcum.	Mésentère infiltré. Résection. Entérorrhaphie circulaire.	Guérison (constatée 1 an après).

№	AUTEURS ET INDICATIONS	SIÈGE	OPÉRATION	RÉSULTAT
26	LAWSON. *Lancet*, 25 mars 1893.	H. 33 Cæcum.	Traumatisme antérieur. Résection. Apposition latérale de l'iléon au côlon transverse.	Guérison.
27	FRANK (1892). *Intern. Klin. Rundschau. Vienne*, 1893, p. 931.	H. 36 Cæcum.	Typhlite 14 ans auparavant. Intestin grêle dilaté et hypertrophié. Résection. Entérorrhaphie.	Guérison : par suite d'une bronchite suspecte, on pensait à tuberculose cæcale.
28	FRANK (1893). *Id.* p. 1006.	H. 45 Cæcum.	Résection de l'anse cæcale. Entérorrhaphie.	Guérison.
29	LAWSON TAIT. *Lancet* 1893. 25 mars.	H. 40 Cæcum.	Résection.	Guérison.
30	KŒRTE. *Berlin. Klin. Wochens.*, 1893. 27 sept.	H. 35 Côlon ascendant.	1er temps. Anus contre nature. 2e temps. Résection et entérorrhaphie, circulaire.	Guérison constatée 16 m. après.
31	TCHOUPROW. *Chirurg. Leitopis.* 1893.	H. 28 Cæcum.	Résection. Entérorrhaphie latérale.	Guérison.
32	SENDLER (P.) *Münch. med, Wochens.*, 1894	F. 52 Cæcum.	Entérorrhaphie termino-latérale.	Guérison.
33	PÉAN, Th. BAILLET, Paris, 1891.	F. 48 Cæcum.	Résection. Entérorrhaphie.	Mort. Hémorrhagie le 13e jour.
34	JACOB. *Presse méd. belge*, n° 31, p. 241.	F. 25 Cæcum.	Laparotomie. Anus contre nature. Résection.	Mort.
35	THÉOPHILE ANGER. Thèse ARTUS. Paris, 1894.	F. 46 Cæcum.	Résection. Entérorrhaphie.	Guérison.
36	BECK, in th. MAGILL. *Ann. of Surgery*, 1894, p. 872.	Cæcum.	Résection. Entéro-anast. p. bouton de Murphy.	Guérison.
37	ILOTT. *Lancet*, 1894.	F. 50 Cæcum.	Résection. Entéro-anast. par plaques d'os décalcifié.	Guérison.
38	DÉMONS. *Soc. Chirurgie*, 1894, p.649	F. 36 Cæcum.	Entérorrhaphie circulaire avec section oblique de l'iléon.	Guérison.
39	VELIAMINOW. *Gaz. hebd. de méd.* 1894.	F. 36 Cæcum.	Résection. Entérorrhaphie circulaire.	Mort : les sutures lâchent 7 jours après l'opération.

№	AUTEURS ET INDICATIONS	SIÈGE	OPÉRATION	RÉSULTAT
40	ULLMANN. *Soc. Med. Wien.* 1er déc. 1891.	F. Cæcum. Torsion.	Résection. Procédé de Maunsell.	Guérison.
41	MAYO ROBSON. *Brit. med. Journ.*, 1895, t. I, p. 963.	F. 14 Côlon ascend.	Résection. Entéro-anast. avec bobine d'os calcifié.	Typhlotomie et anus artificiel. Guérison 15 jours après, les adhérences intestinales sont rompues, l'iléon et le côlon ascendant sont enlevés. Résection en 2 temps.
42	ABBE in *Dawbarn Annals of Surgery*, 1895, t. XXI, p. 166.	H. 30 Cæcum.	Résection. Entéro-colostomie avec bouton de Murphy.	Mort. Bouton obstrué par des matières fécales.
43	MAYO ROBSON. *Id.* 1895.	H. 40 Cæcum et côlon ascend.	Résection. Entéro-anast. p. bouton de Murphy.	Guérison. Bouton de Murphy n'est rendu que le 41e jour.
44	PAUL. *Brit. Med. Journ.*, t. I, 1895.	H. 47 Cæcum.	Résection. Réunion par invagination.	Mort.
45	PAUL. *Id.* 1895.	F. 36 Côlon ascend.	Résection. Abouchement des deux bouts à la paroi; puis cure de l'anus.	Guérison opératoire. Récidive 8 mois après.
46	PAUL. *Id.* 1895.	H. 37 Cæcum.	Résection 40 centim. Abouchement des deux bouts à la paroi. Cure de l'anus.	Mort 6 semaines après.
47	RUTH, in MURPHY. *Lancet*, 27 avril 1895.	Cæcum.	Résection du cæcum et du côlon ascendant. Bouton de Murphy.	Guérison.
48	FERGUSSON. *Id.*	Cæcum.	Résection. (*Id.*)	Guérison.
49	FERGUSSON. *Id.*	Cæcum.	Résection de 14 pouces. Bouton de Murphy.	Guérison opératoire. Mort rapide.
50	REED-CHASS. *Id.*	Cæcum.	Résection du cæcum. Bouton de Murphy.	Guérison.
51	M. COSH. *Rep. Presbytér. Hôpital*, janv. 1895.	H. 24 Cæcum.	Sig. antérieurs d'appendicite aiguë. Résection. Entérorrhaphie.	Guérison.
52	COMTE. *R. méd. de la Suisse romande.* XIV, 5, p. 534, 1895.	Iléon et cæcum.	Résection de 1 m. 75 dont 1 m. 15 d'intestin grêle et 60 de gros intestin.	Guérison.

№	AUTEURS ET INDICATION	SIÈGE	OPÉRATION	RÉSULTAT
53	CZERNY. In SCHIL-LER. *Beitrag f. Klinik Chirurg.*, 1896, p. 603.	H. 58 Cæcum.	Résection. Entérorrhaphie circulaire.	Mort.
54	CZERNY. *Id.* 1896, p. 605.	H. 48 Cæcum.	Adhérences au rein. Résection de 14 centim. Entérorrhaphie circulaire.	Mort.
55	CZERNY. *Id.*	Cæcum et côlon ascend.	Résection de 18 centim. Entérorrhaphie circulaire.	Guérison (constatée 1 an après).
56	LAUENSTEIN. *Cong. de chirurgie*, Berlin, 1896.	H. 55 Cæcum.	Par suite d'adhérences on ne peut réduire l'invagination. Résection.	Guérison.
57	KÖRTE. *Revue des sciences médicales*, 1896, p. 661.	H. 49 Cæcum. Invagin.	Résection. Entérorrhaphie.	Guérison. Pas de récidive depuis 3 ans.
58	KÖRTE. *Id.*	Cæcum.	*Id.*	Mort.
59	KÖRTE. *Id.*	Cæcum.	*Id.*	Mort.
60	ROSA. *Policlinico*, 1er octobre 1896. Statistique du professeur Durante (1888-1896).	Cæcum et côlon ascend.		Guérison.
61	CAIRD. *Central-blatt*, 1896.	F. 47 Carcinome de valvule iléo-cæcale.	Résection du cæcum et de l'appendice. Résection de six pouces de côlon.	Guérison constatée 2 ans après. Petite fistule stercorale déformée.
62	CAIRD. *Id.*	H. 43 Cæcum.	Résection.	Mort 2 jours après.
63	CAIRD. *Id.*	H. 60 Valvule iléo-cæcale.	Résection.	Guérison opératoire.
64	RUEPP. *Central-blatt*, 1896, p. 23.	Cæcum.	Résection.	Guérison. Récidive 9 ans après l'opération.
65	RUEPP. *Central-blatt*, 1896, p. 23.	Cæcum.	Résection.	Mort 10 heures après.

№	AUTEURS ET INDICATIONS	SIÈGE	OPÉRATION	RÉSULTAT
66	HEIDENHEIM. *Centralblatt für Chirurg.*, 1891.	Cæcum.	Résection du cæcum et du côlon ascendant.	Guérison 1 an après, accidents d'étranglement; 2ᵉ opération avec guérison.
67	A. SHIELD. *Brit. medic. Journal*, 1896, t. II.	F. 29 Cæcum.	Résection de 15 cent. d'intestin grêle. Entérorrhaphie circulaire.	Guérison.
68	ROLLESTON et MAMMADICKE SHIELD. *Clinic. society transal.*, t. XXX.	F. 29 Cæcum.	Résection du cæcum et côlon ascendant sur 11 centimètres.	Guérison.
69	R. BELIN. *Journal de médec.*, Paris, 1897, p. 97.	H. 51 Cæcum.	Résection. Entéro-anast. par bouton de Murphy.	Mort le 3ᵉ jour.
70	TANSINI. *Gaz. hebdomad. de médec.*, p. 556., 1897.	H. 46 Cæcum.	Résection de 20 cent. intestin. Entérorrhaphie circulaire avec section oblique de l'iléon.	Guérison.
71	JULLIARD. *Revue méd. de Suisse romande*, 1897, p. 388.	H. 56 Cæcum.	Résection. Entérorrhaphie. Résection de l'épiploon adhérent.	Guérison.
72	JULLIARD. *Id.* p. 387.	H. 36 Cæcum.	Résection. Entérorrhaphie. Reconstitution d'un cæcum artificiel.	Guérison.
73	STORCHI. *Morgagni.* Milan, 1897, p. 289.	Cæcum.	Entérorrhaphie termino-latérale.	Guérison.
74	STORCHI. *Id.* p. 289.	Valvule iléo-cæcale.	Entérorrhaphie circulaire, opération difficile à cause des adhérences à l'épiploon.	Guérison.
75	VAUTRIN. *Congrès chirurg., France*, 1897.	Cæcum.	Résection. Entérorrhaphie circulaire.	Guérison. Récidive 3 ans après.
76	VON EISELSBERG. *Archiv für klin. Chir.*, 1897, t. 54, p. 614.	H. 44 Cæcum et côlon ascend.	Entérorrhaphie circulaire.	Déchirure de l'intestin. Mort 10 heures après par septicémie suraiguë.
77	VON EISELSBERG. *Id.* p. 615.	F. 46 Cæcum.	Résection facile. Ligature en masse du mésentère. Entérorrhaphie circulaire.	Guérison.

№	AUTEURS ET INDICATIONS	SIÈGE	OPÉRATION	RÉSULTAT
78	KŒNIG. *Soc. des Méd. de la Charité de Berlin, 2 fév. 1897*	F. 32 Côlon ascend.	Résection ; entérorrhaphie circulaire.	Guérison constatée 18 mois après.
79	NÉLATON et SOU-LIGOUX, in thèse COMPOINT, 1897.	H. 43 Cæcum.	3 intervent. successives ; 1° anus contre nature ; 2° 6 semaines après, entéro-anastom. ; 3° 1 mois après, résection.	Guérison.
80	NÉLATON, in thèse COMPOINT.	H. 49 Cæcum, occlu-sion.	Anus artificiel. Résection, abouchement des 2 bouts	Guérison.
81	FRITZ DUMONT. *Corresp. Blat. f. Schweiz. Aertze,* n° 15, p. 520.	Cæcum et cô-lon ascend.	Résection de 72 cent. Entérorrhaphie circulai-re. Opération dure 4 heu-res.	Guérison constatée 3 m. 1/2 après.
82	KNAGGS, *Lancet*, 16 avril 1898.	Cæcum.	Ablation du cæcum, des côlons ascendant et transverse.	Guérison.
83	FRANK. *Sem. méd.,* 1898, p. 207.	H. 42 Cæcum.	Résection du cæcum. Ablation de ganglions cancéreux.	Guérison constatée après 5 ans.
84	BOECKEL. *Acad. méd.,* 18 octobre 1898.	F. 43 Cæcum et cô-lon ascend.	Résection. Entérorrha-phie.	Mort le 6° jour. Généra-lisation au foie.
85	ISRAEL. *Revue des sc. méd.,* 1898, 47, p. 661.	H. 58 Cæcum.	Résection de 63 cent. d'intestin. Entérorrha-phie.	
86 à 92	GUSSENBAUR. Sta-tistique de 6 cas. 27° *Congrès Chir.* *Berlin,* 1894.	Cæcum.	Résection. Entérorrha-phie.	5 guérisons. 1 mort.
93	FAURE. *Inédit.*	H. 65 Cæcum.	Entéro-entérostomie ter-minale. Tumeur adhé-rente et friable.	Mort. Généralisation au foie.
94	CHAPUT. *Inédit.*	H. 32 Cæcum.	Résection. Réunion. Tu-meur de la grosseur d'un œuf de dinde.	Mort le 3° jour par em-bolie.
95	DELAUNAY, *Inédit.*	F. 40 Cæcum.	Résection. Implantation lat. Bouton de Murphy.	Guérison.
96	RAVIN. *Lyon méd.,* 1897, p. 513.	F. 43 Cæcum.	Résection. Implantation latérale.	Guérison.

96 opérations.   29 morts opératoires.

§ II. — **Côlon transverse et angles du côlon.**

№	AUTEURS ET INDICATIONS	SIÈGE	OPÉRATION	RÉSULTAT
1	FISCHER in th. Köhler. Breslau, 1891.	F. 33 Angle colique gauche et côlon descendant. Occlusion.	Entérectomie de 7 centim., suture Czerny. Fixation du point suturé à la paroi.	Guérison constatée 22 mois après.
2	CZERNY. *Deut. med Wochens.*, 1889, p. 917.	F. 47 Côlon transverse adhér. à l'S iliaque.	Double résection. 11 centim. côlon transverse et 7 1/2 S iliaque. Entérorrhaphie.	Guérison opératoire. Récidive 6 mois après dans la cicatrice.
3	CZERNY. *Id.*	H. 45 Côlon transverse. Invagination.	Résection. Entérorrhaphie circulaire.	Mort, péritonite, 36 heures après.
4	CZERNY. *Id.*	Côlon transverse.	Résection. Entérorrhaphie circulaire.	Guérison.
5	WAHL. *Lond. med. Rec.*, 12 fév. 1889.	Angle splénique.	Résection. Entérorrhaphie. Réunion du côlon transverse à l'S iliaque.	Guérison.
6	LAUWERS. *Soc. belge Chir.*, juin 1893, p. 39.	F. 37 Côlon transverse.	Résection de 15 centim.	Guérison.
7	ABBE in th. Maoili., Paris, 1891.	Angle colique droit.	Résection. Colo-colostomie par approximation latérale.	Guérison.
8	LILIENTHAL. *New-York Acad. of Med.*, 12 nov. 1891.	Côlon transverse.	Résection. Entéro-anast. par bouton de Murphy.	Guérison constatée 3 ans 1/2 après.
9	MICKULICZ. *Arch. f. klin. Chir.*, t. XXX, p. 685.	H. 54 Côlon transverse.	Résection de 8 centim. et 3 ganglions. Entérorrhaphie.	Mort. Sphacèle intestin.
10	LABEN. *New-York Med.-Journ.*, 15 juin 1891.	Côlon transverse.	Résection.	Guérison opératoire.
11	ISRAEL. *Berlin klin. Woch.*, 1891, 12 mars.	F. 54 Côlon transverse.	Résection.	Guérison constatée depuis 16 mois.
12	SOCIN. *Corr. Blat. Schweiz. Aerzte*, 17 avril 1895.	Côlon transverse.	Entérectomie.	Guérison.
13	KEETLY. *The Lancet*, 25 avril 1895.	Côlon transverse.	Résection intestinale.	Guérison.

	AUTEURS ET INDICATIONS	SIÈGE	OPÉRATION	RÉSULTAT
14	KEETLY, *The Lancet*, 25 avril 1895.	Côlon transverse.	Résection intestinale.	Mort.
15	BOIFFIN. *Cong. Chir. fr.*, 1895.	Côlon transverse.	Résection.	Mort.
16	ROSE. *Practit*, août 1895.	Côlon transverse.	Entérectomie. Procédé Maunsell.	Guérison.
17	OUTERBRIDGE, in MURPHY. *The Lancet*, 27 avril 1895.	Côlon transverse.	Résection. Entéro-anastomose par bouton de Murphy.	Guérison.
18	HAHN. *Soc. méd. Berlin*, 1895.	F. 70 Angle splénique. Occlusion.	En 2 temps : 1° cæcostomie ; 2° résection angle splénique.	Guérison.
19	PAUL. *Brit. med. Journ.*, t. 1, 1895.	H. 38 Côlon transverse.	Résection et anus contre nature. 6 semaines après, cure de l'anus.	Mort quelques jours après.
20	ROTTER. *Soc. méd. Berlin*, 1895.	Côlon transverse.	En 2 temps : 1° anus cæcal ; 2° résection et entéro-anastomose.	Guérison.
21	SCHILLER. *Beitrage z. klin. Chir.*, 1896, p. 618.	H. 57 Côlon transverse.	Résection. Ouverture de l'arrière-cavité des épiploons.	Mort.
22	HARTMANN, in GUINARD, *Soc. anat.*, déc. 1897.	F. 46 Angle splénique.	Résection.	Guérison.
23	HARRISON CRIPPS. *The Lancet*, 27 mars 1897.	Côlon transverse. Adhérences à l'iléon.	Ablation du cæcum, du côlon transverse. Réunion avec bouton de Murphy.	Guérison.
24	FRANCK. *Med. klin. Woch.*, sept. 1897.	Angle hépatique.	Résection. Entéro-anast. par bouton de Murphy.	Guérison. Péritonite purulente enkystée consécutive.
25	MEYER, cité par VAUTRIN, 1897.	Angle sous-hépatique.	Résection.	Guérison.
26	HEBERLEIN. Th. Grieswald, 1897.	Côlon transverse.	Résection. Ablation d'une partie du foie adhérente.	Mort 2 jours après.
27	SEERISCH. *Frei Verein Chir.*, Berlin, 1897.	Côlon transverse.	Résection. Entérorrhaphie circulaire.	Guérison opératoire.

	AUTEURS ET INDICATIONS	SIÈGE	OPÉRATION	RÉSULTAT
28	VAUTRIN. *Congrès franç. Chir.*, 1897.	F. 65 Côlon transverse.	Résection, bouton de Murphy.	Mort par obstruction.
29	NÉLATON, in Th. COMPOINT, 1897.	F. Côlon transverse.	Anus cæcal pour occlusion. 1 mois après, résection.	Guérison.
30	LAWFORD KNAGGS. *Lancet*, 16 avril 1898.	Côlon transverse.	Ablation cæcum, du côlon ascendant. Réunion, bouton de Murphy.	Guérison.
31	KÖRTE. 27ᵉ *Congrès Chir. all.*, 1898.	Côlon transverse.	Résection.	Guérison constatée 5 ans 1/2 après.
32	BŒCKEL. *Acad. Méd.*, 18 oct. 1898.	F. 40 Angle spléniq. Côlon descendant.	Résection.	Guérison.
33	MONPROFIT, in Th. PELLIER, 1898.	H. 48 Angle sous-hépatique.	Résection. Anastom. latérale.	Guérison constatée 3 mois après.
34	LAUBIE et J. CACLES. *J. Méd. Bordeaux*, 23 janv. 1898.	F. 25 Côlon transverse.	Résection.	Guérison.
35	CHAPUT (inédit).	Angle spléniq.	Résection. Anastomose avec bouton de Murphy.	Mort.
36	BROCA (inédit).	H. 50 Côlon transverse.	Résection. Entérorrhaphie.	Guérison constatée 3 mois après.
37 à 46	Statistique CZERNY-RINDFLEISCH, 1892.	10 cas. Côlon transverse.	Résection. Entérorrhaphie.	5 guérisons. 5 morts, dont 1 par collapsus? 4 par péritonite.
47 à 52	Statistique de BILLROTH *Congrès de Berlin*, 1890.	6 cas. Côlon transverse.	Résection. Entérorrhaphie.	3 morts. 3 guérisons.
53 à 58	Statistique de BUCKER. *Deut Zeitsch. f. Kl. Chir.*, t. XXXIX, p. 148, cité par TRENDELENBOURG.	6 cas. Côlon transverse.	Résection. Entérorrhaphie.	4 guérisons. 2 morts.
59 à 68	Statistique de GUSSENBAUER, 27ᵉ *Cong. Chir. all.*, 1897.	9 cas. Côlon transverse.	Résection. Entérorrhaphie.	5 guérisons. 4 morts.
69 à 82	BRAMANN, 27ᵉ *Cong. Chir. all.*, 1897.	14 cas. Côlon transverse.	Résection.	6 morts. 8 guérisons dont 7 persistent encore.

82 opérations.   29 morts opératoires.

§ III. — S iliaque.

N°	AUTEURS ET INDICATIONS	SIÈGE	OPÉRATION	RÉSULTATS
1	REYBARD. *Bull. Ac. Méd.* 1843, p. 1033.	H. 38 S iliaque.	Résection 3 pouces color-rhaphie circulaire.	Mort 1 an après.
2	THIERSCH. *Deuts. Gesellsch. für Chirurg.*, 1878, p. 127.	H. 52 S iliaque.	Résection. Colorrhaphie circulaire.	Mort, péritonite.
3	MARTINI. *Zeitsch. für Heilk.* II, 1880.	H. 46 S iliaque.	Résection 13 cent. Made-lüng.	Guérison constatée 15 ans après.
4	KRAUSSOLD. *Volkm. Klin. Vortr.* n° 191.	H. 57 S iliaque.	Ablation. Colorrhaphie circulaire.	Guérison op. Mort 6 mois après.
5	GUYON. Th. agrég. Peyrot, 1880.	H. 70 S iliaque.	Résection 7 cent. Color-rhaphie circulaire.	Mort de shock.
6	GUSSENBAUER. *Zeit. f. Heilk.*, t. I, p. 208.	Anse sigmoïde.	Résection 10 cent. Opéra-tion Madelüng.	Mort.
7	CZERNY. *Berl. klin. Wochen.* 1880, n° 45, p. 637.	F. 47 Côlon transv. et S iliaque.	Résection de 11 cent. sur côlon trans, 9 cent. sur S iliaque. Suture circu-laire.	Guérison opératoire. Mort 7 mois après.
8	BARDENHEUER. In QUÉNU et DUVAL.	F. 53 S iliaque.	Suture du côlon au rec-tum.	Guérison.
9	BILLROTH. *Zeits. f. Heilk.* Prag., 1884, p. 103.	F. 56 S iliaque.	Résection 25 cent. Made-lüng.	Mort, péritonite.
10	NICOLAYSEN. *Centr. f. Chir.* 1882, n° 35.	S iliaque.	Ablation par l'anus.	Guérison constatée 3 mois après.
11	VON WAHL. *London Med. Rec.*, avril 1883.	F. — S iliaque et ovaire.	Résection 10 cent. Made-lüng.	Récidive.
12	CECCI FERRANTI. *Rec. clin. di Bo-logna*, 1883.	H. 28 S. iliaque.	Par rectum, résection de 8 cent. S iliaque et port. sup. rectum.	Mort 12 h. après.
13	CZERNY, in thèse FINET.	Anse sigmoïde.	Essai par voie périnéale puis par voie abdomi-nale.	Mort en 12 h.
14	VOLKMANN, in th. MICHELS, Berlin, 1885.	S iliaque.	Résection 11 cent. fixat. des 2 bouts à la plaie. Fermet. consécut.	Guérison opérat. Mort 1 an après.
15	BERGMANN. *Deuts. Med. Woch.*, 14 juin 1885.	S iliaque.	Excision de l'S.	Guérison.

№	AUTEURS et INDICATIONS	SIÈGE	OPÉRATION	RÉSULTAT
16	LANGE. *New-York med. Journ.*, 1886, p. 199.	Anse sigmoïde et côlon ascendant.	Résection, 11 cent., grave hémorrhagie. Colorrhaphie circul.	Mort 2 jours après.
17	WEIR. *New-York med. Jour.*, 1886, p. 194.	H. 54 S iliaque.	Résect., 15 cent., Madelung.	Guérison opér.
18	HORTELOUP, in th. CAMUS, 1887.	H. 42 S iliaque.	Résect., 11 cent., Sut. circul. avec invagination.	Mort 3 jours après.
19	SENN, 1889, in LEJARS. *Rev. de chir. abd.*	F. 53 Valvul. de Bauhin, invagination.	Résection.	Mort.
20	KŒNIG. *Arch. f. Klin. Chir.*, 1890, t. XL, p. 905.	S iliaque.	Résect. colorrhaphie circulaire.	Guérison constatée 3 ans après.
21	KŒNIG. *Arch. f. Klin. Chir.*, 1890, t. IX, p. 905.	Anse sigmoïde	Voie périnéale. Rectotomie post., suture circul.	Guérison constatée 3 ans après.
22	CZERNY - RINDFLEISCH. *Beitr. z. Klin. Chir.*, 1892, t. 40, p. 681.	S iliaque.	Résection 8 cent., suture circul.	Guérison constatée 2 ans après.
23	KOCHER. *Corresp. f. Schweiz. Aerzte*, 1890.	S iliaque et iléon.	Triple entérectomie. Colostomie iliaque.	Guérison opérat.
24	HEUTSON. *Brit. med. Jour.*, 1891, p. 406.	S iliaque.	Résection 8 cent. Colorrhaphie circul.	Mort 4 jours après.
25	BLOCH. *Nord. Med. Ark.*, 1894, nᵒˢ 1 et 8.	S iliaque.	Méthode de Block en plusieurs temps. Résection 25 cent.	Mort 1 an après, cancer du foie.
26	HARTLEY. *New York Med. Journ.*, 22 oct. 1892.	Recto - sigmoïde double invagin.	Procédé Maunsell.	Guérison.
27	RINDFLEISCH. *Beit. z. Klin. Chir.*, 1892, t. IX, p. 681.	S iliaque.	Résection 5 centim. Suture circulaire.	Guérison.
28	TREVES. *The Lancet*, 11 mars 1893.	S iliaque.	Résection 20 cent. Coloraph. circulaire.	Guérison.

N°	AUTEURS ET INDICATIONS	SIÈGE	OPÉRATION	RÉSULTAT
29	J. BARTON, 1893, in LEJARS. *Rev. de chir. abd.*, 1898.	F. 53 Valvule de Bauhin. Invagination.	Résection.	Mort.
30	BLOCH. *Hosp. Tidende*, 24 oct. 1894.	S iliaque.	Procédé de Bloch en plusieurs temps. Résection 25 cent.	Mort 1 an après.
31	PURCELL. *The Lancet*, 1er avril 1893.	Recto - sigmoïde.	Par l'anus. Résection, 82 cent.	Guérison.
32	PAUL. *Brit. med. Journ.*, 23 juillet 1892, p. 174.	Recto - sigmoïde.	Voie abdom. sacrée. Proc. Maunsell combiné à Kraske.	Guérison constatée 22 m. après.
33	CHAPUT. *Soc. chir.*, 1894.	S iliaque.	Opér. de Volkmann.	Mort 1 m. 1/2 après.
34	BAZY, in th. VINEY.	F. 36 S iliaque.	Voie vaginale. Résect. 15 cent. Anus vaginal puis iliaque.	Mort 15 jours après.
35	PAUL. *Brit. med. Journ.*, t. I, 1895.	F. 49 S iliaque, squirrhe. Occlusion.	Résection. Anastom. avec bouton d'os décalcifié.	Mort.
36	PAUL. *Id.*	F. 47 Côlon descend. (part. infér.)	Colotomie lombaire 12 jours après résection.	Mort.
37	PAUL. *Id.*	F. 60 Squirrhe de S iliaque. Occlusion.	Résection puis anus artificiel avec le tube de Paul.	Survie de 6 mois.
38	CZERNY, in SCHILLER. *Beitr. f. klin. Chir.*, 1895, p. 603.	H. 56 Partie inf. côlon descend., souffre depuis 10 ans.	Résection 15 cent. Entérorrhaphie circul.	Guérison.
39	CZERNY, in SCHILLER. *Beitr. f. klin. Chir.*, 1895, p. 603.	H. 42 S iliaque.	Portait anus cæcal. Résection. Entérorrhaphie circulaire.	Guérison constatée 1 an après.
40	CZERNY, in SCHILLER. *Beitr. f. klin. Chir.*, 1895.	H. 56 S iliaque (portion infér.).	Résection. Entérorrhaphie circulaire.	Guérison constatée 15 m. après.
41	ALLINGHAM. *The Lancet*, 1895, p. 315.	H. 64 S iliaque.	Résection. Entéro-anast. latérale.	Guérison constatée 8 m. après.

N°	AUTEURS ET INDICATIONS	SIÈGE	OPÉRATION	RÉSULTAT
42	SOROR. *Rif. Med.*, avril 1895.	S iliaque.	2 résections successives de 10 cent. Suture circulaire.	Guérison.
43	GAUDIER Rapport QUÉNU. *Soc. Chir.*, 1895.	Recto-sigmoïde.	Résection de 18 cent., procédé abdom.-périnéal.	Mort 4 jours après.
44	CHALOT. Rapport QUÉNU. *Soc. Chir.*, 1895.	Recto-sigmoïde.	Résection de 37 cent.	Mort le lendemain.
45	BŒCKEL. *Soc. Chirurg.*, 1896.	Recto-sigmoïde.	Sacro-abdominale. Procédé Quénu. Résect. 25 cent.	Guérison.
46	DAVID GIORDANO. 5 sept. 1896.	Recto-sigmoïde.	Procédé abdomino-périnéal. Résect. 36 cent., ligat. des hypogastriques.	Guérison.
47 48 49	GALLET. XI° Congrès. *Chir. franç.*, oct. 1897.	3 cas S iliaque.	Volkmann.	1 mort immédiate, 1 mort après 3 mois. 1 guérison constatée 1 an après guérison.
50	VAUTRIN. *Congrès Chir.* 1897.	H. S iliaque.	En 2 temps. Procédé Reclus. Anus contre nature, puis fermeture.	Mort le soir.
51	LAUWERS. *Ann. Inst. St-Antoine*, oct. 1897, t. II.	F. 39 S iliaque, occlusion.	Résection.	Mort le soir.
52	LAUWERS. *Id.*	H. 58 S iliaque.	Résection. Anast. bouton de Murphy.	Mort 15 jours après.
53	BENISSOVITCH. *Centr. f. Chir.*, 1897.	S iliaque.	Résection. Entérorrhaph. avec bouton fait d'une pomme de terre. Drainage Mickulicz.	Guérison.
54	MARSH. *Midl. med. Soc.* Londres, mars 1897.	F. 32 S iliaque, occlusion.	En 3 temps : 1° fixation de la tumeur dans la plaie; 2° anus contre nature; 3° fermeture.	Guérison.
55	VAN DEN VEER. *New-York Med. Journ.*	S iliaque.	Ablation. Anast. avec bouton de Murphy.	Mort 11 jours après.
56	DARLING. *Soc. Med. de Midland*, 19 janv. 1898.	H. 39 S iliaque.	Résect. entéro-anast. par bouton de Murphy.	Mort le 3° jour par volvulus.

N°	AUTEURS ET INDICATIONS	SIÈGE	OPÉRATION	RÉSULTAT
57	DARLING. *Soc. Med. de Midland,* 19 janv. 1898.	F. 30 S iliaque, occlusion.	Anus contre nature; puis, 8 jours après, extirpation.	Guérison.
58	TUFFIER et DUMONT. *Rev. chir. abd.,* 1898, n° 3.	S iliaque.	Extirpation. Anastomose cæco-rectale.	Mort 4 jours après.
59	KÖRTE. 27° *Congrès Chir. all.,* 1898.	S iliaque.	Résection.	Guérison constatée 6 ans 1/2 après.
60	P. DUVAL, in QUÉNU et DUVAL. *Bull. Soc. Chir.,* nov. 1898.	Anse sigmoïde.	Extirpat. abdom. périnéale; résect. de 42 cent.	Mort 5 jours après.
61	QUÉNU. *Bull. Soc. Chir.,* nov. 1898.	Recto-sigmoïde.	Extirpation abdomino-périnéale. Résect. 43 cent.	Mort 4 jours après.
62	QUÉNU. *Id.*	Recto-sigmoïde.	Abdomino-périnéale. Résect. 36 cent.	?
63	RICARD. Inédit.	H. S iliaque.	Résection.	Mort.
64	CHAPUT. Inédit.	H. S iliaque, invagination.	Résection. Anus contre nature. Anast. par bouton de Chaput.	Mort 5 jours après.
65	BATTLE. *Soc. Harvéienne,* Londres, 6 avril 1899.	F. S iliaque.	Résection. Anus contre nature. Anast. à distance plus tard cure de l'anus.	Guérison.
66	*Id.*	Coton descendant.	*Id.*	Guérison.
	66 Opérations.			26 morts opératoires.

En somme :

214 résections — 81 morts opératoires

B. — Traitement palliatif.

Anastomose intestinale.

N°	AUTEURS ET INDICATIONS	SIÈGE	OPÉRATION	RÉSULTAT
1	WALH. *St-Pétersb. Med. Vochens.*, 12 févr. 1889, n° 24.	F. 38 Angle spléniq. Constipation	Anastomose du côlon à l'anse sigmoïde.	Guérison des accidents.
2	WILLY MEYER, *New-York Med. Revue*, 1889.	F. 33 Angle hépatiq. douleurs. Constipation	Colo-colostomie.	Guérison ; reprend son travail.
3	ABBE. *Med. News*, 1889, 1er juin.	Angle hépatiq.	Colo-colostomie avec plaques osseuses décalcifiées de Senn.	Mort après 3 mois 1/2 ; l'anastomose n'avait pas persisté.
4	ZOEGE-MANTEUFEL. *Soc. All. Chir.*, 1889, p. 68.	Angle spléniq. douleurs.	Colo-colostomie.	Guérison opératoire.
5	CHAPUT et TERRILLON. *Sem. médic.*, 1891, p. 332.	H. 53 Cæcum.	Iléo-sigmoïdostomie, suture de Lembert.	Guérison opératoire ; présenté bien portant à l'Académie de médecine le 11 août 1891.
6	LITTLEWOOD, *Lancet*, 1892, vol. I, p. 861.	Angle hépatiq. crises de coliq. et d'occlusion.	Iléo-sigmoïdostomie avec os décalcifié.	Guérison opératoire ; 2 m. après, reprend son travail.
7	ASHTON. *Maryland M. J.*, 1892, t. XXVII, p. 773.	Iléon et cæcum	Iléo-colostomie.	Guérison opératoire.
8	RIEDEL-COMTE. *Rev. méd. de la Suisse romande*, 1893, XII, p. 133-150 et 261.	H. 70 Angle spléniq.	Iléo-sigmoïdostomie.	Mort 2 jours après par péritonite.
9	RUTHERFORD MORRISSON. *British Med. Journ.*, 1893, p. 841.	H. 57 Cæcum et côlon ascendant ; crises d'obstruction.	Iléo-colostomie, plaque d'os décalcifié et suture de Lembert.	Guérison des accidents. Mort de bronchite 2 mois 1/2 après.
10	WEIR. *Med. record. New-York*, 1893, p. 309.	Côlon transverse.	Iléo-sigmoïdostomie latéro-latérale par suture de Lembert.	Guérison opérat. ; 2 mois après, le malade a engraissé.
11	ELLIOT. *Boston med. and surg. Journ.*, 22 mars 1894.	H. 60 Cæcum.	Iléo-colostomie.	Guérison opérat. ; 3 mois après le malade va très bien.

	AUTEURS ET INDICATIONS	SIÈGE	OPÉRATION	RÉSULTAT
12	BOIFFIN. *Acad. de Méd.* 18 oct. 1892.	F. 50 Cæcum. Côlon ascendant.	Iléo-colostomie.	Guérison opérat.; meurt 18 mois après, de cachexie sans phénomènes intestinaux.
13	BOIFFIN in th. DIEU, 1895.	F. 57 Cæcum.	Iléo-colostomie.	Guérison opérat.; 1 mois après la malade s'est engraissé.
14	BOIFFIN. *Id.*	H. 59 Cæcum. Grandes souffrances.	Iléo-colostomie.	Guérison opérat.; l'état va s'améliorant.
15	MORTON, *The Lancet*, 1895.	H. 27 Cæcum, côlon ascendant. Occlusion chronique.	Iléo-sigmostomie avec bouton de Murphy.	Guérison de l'occlusion.
16	MAC BURNAY, in MURPHY, *Lancet*, 27 avril 1895.	Cæcum.	Iléo-colostomie, avec bouton de Murphy.	Guérison opératoire.
17	KEEN W., in MURPHY.	Angle hépatique.	Iléo-colostomie avec bouton de Murphy.	Guérison opératoire. Mort, dans la suite, de perfor. Côlon ascendant.
18	ABBE, in MURPHY.	Côlon transverse, fistule stercorale.	Colo-colostomie par approximation latérale avec bouton de Murphy.	Guérison opératoire; le 9ᵉ jour, le bouton passe par la fistule.
19	SORGNON. *Lyon Méd.*, 1895, 4 août.	Cæcum.	Entéro-anastomose par implantation.	Guérison opératoire.
20	EISELSBERG. *Wien. Med. Woch.*, 1895.	H. 41 Carcinose rapide.	Iléo-colostomie.	Disparition des coliq. et du melæna. Mort de cachexie 3 ou 4 m. après.
21	EISELSBERG. *Id.*	F. 29 Côlon transverse; infiltration par ganglions.	Entéro-anastomose latérale entre iléon et côlon descendant.	Guérison; 20 mois après, la malade est encore bien portante.
22	RICHARDSON. *Boston Med. Surg.*, 9 janv. 1896.	F. 47 Angle splénique.	Entéro-anast. par bouton de Murphy. Quelques mois après, accidents d'obstruction. Nouvelle entéro-anastomose.	Guérison opér. Mort par obstruction 5 mois après.

N°	AUTEURS ET INDICATIONS	SIÈGE	OPÉRATION	RÉSULTAT
23	BRIDDON. *Med and Chir. rep. of the Presb. Hosp.* New-York, 1897, p. 91.	H. Côlon ascendant.	Iléo-colostomie avec bouton de Murphy.	Mort 2 mois après.
24	VAUTRIN. *Congrès Chir. franç.*, 1897.	F. 65. Côlon transverse.	Colo-colostomie avec bouton de Murphy.	Mort. Le bouton est obstrué par les matières.
25	PETROFF. *Congr. Moscou*, 1897.	Cæcum.	Iléo-colorrhaphie en bourse.	Guérison opératoire.
26	PETROFF. *Id.*	Angle hépatique.	Iléo-colorrhaphie en bourse.	Guérison opératoire.
27	PETROFF. *Id.*	Cæcum et iléon	Iléo-colorrhaphie en bourse.	Guérison opératoire.
28	LAVISE. *Congr. Chir. belge*, 1898.	Cæcum. Invagination.	Entéro-anastomose.	Guérison opératoire.
29	SCHWARTZ. Inédite.	Côlon ascendant.	Iléo-colostomie.	Mort.

CONCLUSIONS

L'évolution du cancer du gros intestin est relativement lente dans les premiers temps, lorsqu'il n'est pas ulcéré ni compliqué. Le néoplasme tend à devenir circulaire ; la forme squirrheuse est fréquente. La généralisation est rare. La propagation au foie et aux ganglions profonds est toujours tardive.

La disposition particulière « terminale » des vaisseaux et des lymphatiques de l'intestin, groupés en pédicule dans un méso-péritonéal, est une heureuse condition qui rend possible l'ablation totale du processus néoplasique, si l'on peut intervenir de bonne heure.

Les troubles digestifs, les crises paroxystiques, le désordre apporté dans les évacuations permettent souvent, dès les premiers temps, de poser tout au moins un diagnostic de probabilité qui légitime la laparotomie exploratrice.

La cure chirurgicale du cancer de l'intestin a été obtenue, comme la cure du cancer du rectum ou du cancer de la mamelle ; elle est donc possible à condition que la résection soit extrêmement large et très précoce.

Quelque périlleuse que soit l'intervention, lorsque l'extirpation totale est possible, on doit la tenter. Le bénéfice qu'on est en droit d'espérer, compense largement les risques.

Dans ces dernières années d'ailleurs, grâce aux perfectionnements de la technique chirurgicale et de la méthode aseptique, la mortalité opératoire de l'entérectomie pour cancer s'est abaissée notablement.

Les chirurgiens allemands surtout ont obtenu des résultats qui doivent encourager à tenter le salut de ces malheureux « condamnés à une mort certaine après un long et douloureux martyre » (Wölfler).

Quand la cure radicale n'est plus possible, on peut encore beaucoup pour les cancéreux.

Ceux-ci ne meurent pas, en effet, par suite du progrès de la néoplasie, ils sont presque toujours emportés par les accidents d'obstruction ou par les complications infectieuses.

Le chirurgien peut combattre et souvent même prévenir ces complications par une opération palliative : l'entéro-anastomose, l'exclusion, l'anus contre nature.

Le cancer de l'intestin, devant lequel la thérapeutique médicale reste impuissante et désarmée, doit rentrer dans le cadre des affections chirurgicales.

INDEX BIBLIOGRAPHIQUE

Abbe. — *Cancer de l'angle sous-hépatique du côlon.* — *Colo-colostomie.* Cité in Th. MAGILL, 1894.
— Intestinal anastomosis and sutturing, *Med Record*, New-York, 1892.
— In DAWBARN. *Annal. of Surgery*, 1895, t. XXI, p. 166.
Allingham. — *London clinical Society*, 3 mars 1893.
— *The Lancet*, 30 janv. 1897, p. 815.
Anger (Th.). — *Société de Chirurgie*, 1894.
— cité in th. ARTUS, 1894.
Artus. — *Contribution à l'étude clinique du cancer du cæcum*, th. Paris, 1894.
Adam et Jacques. — *Méd. mod.*, Paris, 1894, p. 115.
Adam. — *Tribune médicale*, 5 juin 1895.
Apert. — *Bull. Soc. anat.*, Paris, février 1898, p. 176.
Angelesco. — *Bull. Soc. anat.*, Paris, mars 1897, p. 241.
Abbu. — Cancer de l'intestin et traumatisme au *Congrès de Méd. int. Berlin*, juillet 1898.
Baum. — Résection du côlon ascendant pour carcinome. *Centralblatt für Chirurg.*, 1879, t. VI, n° 11, p. 169.
— *Wochenschrift der Med.* Berlin, 1881, p. 773.
Bacque. — *Cancer de l'intestin au-dessous de trente ans.* Th. Paris, 1893.
Ballance. — One Colectomy. *The Lancet*. London, 1888, p. 585.
Bailley. — Deux cas de résection intestinale — *S. Bartol. hosp. Rep.*, n° XXXIII p. 55.
Baillet. — *La résection du segment iléo-cæcal de l'intestin*, Th. Paris, 1894.
Barton. — *Philadelphia report*, 1888, p. 597.
Bassini. — *Congrès des sciences de Padoue*, 1887.
Von Baracz. — *Cent. f. Chirurg.*, t. XXVII, 1894.
— Étiologie de l'étranglement de l'intestin après la résection et l'énucléation totale du gros intestin. *Centr. f. Chir.*, avril 1897, t. XXIV, p. 379.
— *Congrès de Moscou*, 1897.
Von Bergmann. — *Résection de l'intestin grêle et du côlon transverse*, in th. MICHELS, Berlin, 1885.
— *Berlin. klin. Wochens.*, 16 juin 1888.
Beck. — *Annals of Surgery*, 1894, p. 672.
Becker. — Ueber Darmresection. *Deut. Zeitsch. f. Chirurg.*, 1895, n° 29, p. 148.
Belin. — *Journal de Médecine*, Paris, 1897, p. 97.

Benoît. — *De la tuberculose iléo-cæcale*, Th. Paris, 1893.

— *Gaz. hôpit.*, 1888, 2 avril.

Beltinger-Rudolph. — *Ein Fall von Cæcum resection wegen Carcinom*. Th. Munich, 1895.

Billroth. — Darmresectionen und Enterorrhaphien 1878-1883 an der chirurg. Klinik. Pr. BILLROTH in Wien par HAUER. *Zeitsch. f. Heilkunde*. Prag., 1884, p. 102.

— *Congrès de Berlin*, 1890.

— Beitrag. für Path. und chir. Therap. chronischen Cæcumerkrankungen. SALZER. *Arch. f. klinisch. chirurgie* 1892, t. XLIII, p. 101.

Bloch. — Traitement extra-abdominal du cancer intestinal. *Nord. Med. Arkiv*, 1892, n°° 1 et 8.

— *Hospitale Tidende optgenelser af praktish lagehuust*, 21 octobre 1894.

Boiffin. — Du traitement chirurgical des tumeurs de l'intestin. *Rev. chirurg.*, 1892, p. 923.

— *Neuvième Congrès de chirurgie française* 1895. Entéro-anastomoses pour rétrécissement cancéreux du côlon.

Boeckel. — *Soc. chirurg.*, 1893.

— *Rev. de Gyn. et Chirurg. abdom.*, 1893.

— *Bull. Acad. de Médec.*, 18 octobre 1893, p. 291.

Boas. — La valeur du traumatisme dans le développement du cancer intestinal. *Deut. med. Wochens.*, 28 octobre 1897.

Bouilly. — De l'entérectomie et de l'entérorrhaphie. *Revue de Chirurgie*, 1881, p. 85.

Bouilly et Assaky. — Résection circulaire et suture de l'intestin. *Rev. de Chirurgie*, 1883, p. 303.

Bowemann Jesset. — *Brit. Med. Journ.*, 27 juin 1891.

Bramann. — *Congrès des Chirurgiens allemands*, 15 avril 1898.

Bryant. — *Medico-Chirur. transact.*, 20 mars 1882, p. 131.

Browne. — Stricture of the intestine. *Amerik Journ. of obstetr.*, juillet 1897, p. 118.

Busch. — *The Lancet*, London, 6 avril 1895.

Butlin. — *Op. surg. of malig. Diseases.*

Camus. — Du traitement radical du cancer du gros intestin par la colectomie et l'entérorrhaphie. Th. 1887.

Caire. — *Abcès du foie consécutif à un cancer du cæcum*. Th. Lyon, 1898.

Caird. — *On resect and sutur of the intestine with cases*, Edimbourg, 1894.

Carol. — *Contribution à l'étude de la resection iléo-cæcale.*, Th. Paris, 1897.

Cecci-Ferranti. — *Rev. clin. di Bologna*, 1883.

Chalot. — In rapp. QUÉNU. *Soc. Chirurg.*, 1896.

Chaput. — *Thérapeutique chirurgicale des affections de l'intestin, du rectum et du péritoine*, 1896.

— De l'entéro-anastomose. *Archives gén. méd.*, 1891, t. I, p. 551.

Chavannaz. — *Sur la cure radicale du cancer du gros intestin, rectum excepté*. Th. Bordeaux, 1894.

Cleslan et Lamlmann. — *The Lancet*, 4 août 1883, p. 187.

Cohan. — *Recherches sur la situation du côlon transverse*, Paris, 1893.

Compaint. — *Contribution à l'étude des occlusions intestinales chroniques et de leur traitement par l'anus contre nature.* Th. Paris, 1897.

Comte. — *Revue méd. de la Suisse romande*, 1895, X, p. 402 et t. XIV, p. 534.

Coth. — Un cas de cancer du cæcum simulant l'appendicite aiguë, sur une malade de 24 ans. *Rev. prat. Hosp.*, janv. 1893.

Crespin. — *De l'évolution lente du cancer de l'intestin et de son traitement.* Thèse Paris, 1895.

Czerny. — Résect. de l'S iliaque et du côlon transverse pour carcinome glandulaire. *Berlin, klin. Wochens.*, 1890, n° 45, p. 637.

— *Deut. med. Wochens.*, 1889, p. 917.

Czerny. — Des rétrécissements du tube digestif. *Berl. klin. Wochens.*, 1897, p. 785.

Czerny et Rindfleisch. — Ueber der Heidelberger chir. Klinik operationen an Magen und Darm. *Beitrage z. klin. Chir.*, 1893, t. IX, p. 661.

Dawbarn. — *Med. Record.*, 1891, p. 785.

— *Ann. Surgery.* Philadelphie, 1893, t. XVIII, p. 147-161.

Delagenière. — *Epith. du côlon et invaginat, dans le rectum. Résection, guérison. Statistique des opérat.*, 1897.

Demons. — *Soc. Chir.*, 1894, p. 649.

Demoulin. — *Soc. anat.*, 1893.

Deroque. — *De l'entérectomie avec rétablissement immédiat de la continuité de l'intestin.* Th. Paris, 1897.

— De la réunion de l'intestin par la méthode des sutures après entérectomie. *Pr. Méd.*, 6 octobre 1897.

Dict. Dechambre :
    Intestin, t. XVI, 4° série, BLACHEZ.
    Côlon, t. XIX, E. BERTIN.
    Rétrécissement, t. IV, 3° série, VERNEUIL.

Dict. Jaccoud :
    Intestin, t. XIX. LUTON et DESPRES.
    Rétrécissement (t. XXXI), 1883, LETULLE.

Dict. — *Entéro-anastomoses dans les rétrécissements de l'intestin.* Th. Paris, 1895.

Dittel. — *Centralb. für Gynäk.*, avril 1897, n° 14.

Doyen. — *Arch. prov. Chirg.*, 1892.

— *Chirurgie de l'estomac et de l'intestin*, 1895, p. 404.

Du Castel. — *Arch. gén. Méd.*, 1882, t. CL, p. 20.

Dupau. — *De l'intervention chirurgicale dans le cancer du tube digestif sauf le rectum.* Th. agr., Paris, 1883.

Eastman. — *Journ. Am. Med. Assoc.* Chicago, 1889, t. IX, p. 633.

Von Eiselsberg. — Contribution à l'étude de l'exclusion intestinale. *Wien. klin. Woch.*, 1895, p. 201, 226, 244.

— *Arch. f. klin. Chir.*, 1897, t. LIV, p. 614.

— *Congrès Moscou*, 1897.

Von Eiselsberg. — *Centr. f. klin. Chir.*, juillet 1898.

Elliot, de Boston. — In Th. Diev.

Mac Ewan. — Colectomie pour cancer de l'S iliaque, *Schottish med. Journ.*, janv. 1878.

Fabre. — *Appendicite à forme néoplasique.* Th. Paris, 1893.

Finet. — *Valeur curative et palliative de l'entérée dans le cancer du rectum.* Th. Paris, 1896.

Finger. — *Journ. of am. Assoc.*, 1889, 27 oct., p. 108.

Fischer. — Résection du côlon descendant pour cancer, in Thèse de son élève Kohler, et in *Centralb. f. Chir.* 1881, t. L, p. 795.

Fleur. — *Étude clinique du cancer de l'intestin.* Th. Paris, 1879.

Fontoynont. — Epithél. du gros intestin et mal de Pott, *Bul. Soc. anat.*, 14 oct. 1897.

Forgue et Reclus. — *Traité de Thérap. chirurg.*, t. II, p. 745.

Franck. — *Intern. klin. Rundschau.* Vienne, 1893, p. 934 et 1006.

Franck Kendals. — Statist. de 51 colectomies dont 3 personnelles. *Med. Chir. trans.*, 1889, t. LXXVII.

Franck. — *Sem. Med.*, Paris, 1893, p. 207.

Frénot. — *Résultats éloignés des traitements des tumeurs malignes par l'extirpation.* Th. Nancy, 1897.

Gallet. — *XI° Congrès chir. fr.*, 27 oct. 1897.

Gangolphe. — Phlegmons abdominaux et cancer de l'intestin. *Lyon méd.*, 3 oct. 1897.

Gaudier. — In rapp. QUÉNU, *Soc. chir.*, 1896.

Gelpke. — Iléo-colostomie. *Corr. für Schweiz. Aerzte*, 1er janv. 1898.

Georgandopoulo. — *Étude sur les résections de l'intestin.* Th. Paris, 1880.

Gilfort. — *The Lancet*, 20 juillet 1893.

Martin Gill. — Anast. intestinale. *The Lancet*, 28 août 1897.

Gilly. — *Étude sur la lymphadénie intestinale.* Th. Paris, 1886.

Giordano. — *Clin. Chirurgica*, 30 octobre 1896.

Gogue. — Cancer du côlon transverse avec perforations multiples. *Bul. Soc. anat.*, 1844, p. 207.

Godet. — *De l'intervention chirurgicale dans quelques carcinomes.* Th. Paris, 1886.

Von Gorski. — *Contribution à l'étude du cancer du gros intestin.* Th. Greiswald, 1895.

Graff. — *Arch. f. klin. Chir.*, t. LII, p. 251.

Grant. — *Journ. am. med. Assoc.* Chicago, 1895, t. XXV, p. 909.

Graw. — Notes sur la chirurgie du gros intestin. *Trans. Am. Surg. Assoc.*, t. XIV, p. 391.

Griffon. — Ulcération et perforation de l'intestin dilaté en amont d'un rétrécissement cancéreux du côlon transverse. *Bul. Soc. anat.*, 1er avril 1898. p. 247.

Gross, de Nancy. — *Sem. méd.*, 11 juin 1892, p. 235.

Guillemain. — Anast. viscér. sans sutures. *Gaz. heb.*, Paris, 13 avril 1895.

Guinard. — Cancer de l'angle splénique. *B. Soc. anat.*, Paris, 17 déc. 1897, p. 928.

— 199 —

Gussenbauer. — *Berl. klin. Wochens.*, n° 21, juin 1878, p. 255.
— *Centr. f. Chir.*, 1879, n° 3, p. 41. — 27° *Cong. All. de Chir.*
Von Hacker. — Ueber die bedeutung der Anastomosenbildung am Darm.
— *Wien. klin. Wochens.*, p. 309 et 389.
Hamilton. — Rétrécissement cancéreux du côlon transverse. *Brit. Med. Journ.*, 23 février 1895.
Hamonic. — Cancer généralisé de l'abdomen. *Rev. Androl.*, 18 janv. 1899.
Harrison Cripps. — 3 observations d'anastomose intestinale. *The Lancet*, 17 mars 1897.
Hartley. — *New-York Med. Journ.*, 22 oct. 1892.
Hassler. — *Berl. klin. Wochens.*, juin 1893.
Hauser. — *Cylinderepithelioma des Magens und des Dickdarms.* Th. Iéna, 1890.
Hausmann. — *Du cancer de l'intestin.* Th. Paris, 1882.
Héberlein. — *Opération de carcinome du côlon.* Th. Greifswald, 1897.
Hochler. — *Cancer de l'intestin.* Berlin.
Heidenhein, de Greifswald. — *Centr. f. Chir.*, 1894, p. 1939.
Hervé. — Cancer du gros intestin. *Journ. Méd. Bordeaux.*, 11 juillet 1897.
Heutson. — *Brit. Med. Journ.*, 1894, p. 405.
Hévin. — *Mémoire de l'Académie de Chirurgie.*, 1768, t. IV, p. 901.
Heydenreich. — L'exclusion. *Sem. médic.*, 1897.
Hochenegg. — *Soc. des Méd. de Vienne*, 10 décembre 1897.
Hodson. — *Edimb. Hosp. Rep.*, 1894, t. II, p. 516.
Holmolk. — *Wiener med. Presse*, avril 1885, p. 470, cité in Rudolph Spling.
Holme-Viggin. — *New-York Med. Journ.*, 31 juillet 1897.
Horocks. — *Brit. Med. Journ.*, 3 janvier 1894.
Horteloup. — Cité in Th. Camus, p. 29.
Ilott. — *Lancet*, 3 mars 1894, p. 588.
Inversen. — *Gynæk. og. obst. Medd. Kjobenh.*, 1888.
Israel. — *Berl. klin. Woch.*, 12 mars 1894.
Iunghers. — Thèse Würtzbourg, 1896.
Jaboulay. — *Lyon méd.*, 11 nov. 1894, p. 351.
Jacob. — *Ueber ein Fall von Carcinome des Darms und Aftergegend.* Dissert. Inaug. Fribourg, 1897.
Jalaguier. — In *Traité de Chirurgie* Duplay et Reclus, IIᵉ édition, t. VII.
Jansen. — Résection du côlon. *Soc. Méd. de Riga*, 16 avril 1886.
Jeannel. — *Chirurgie de l'intestin.* Th. Paris, 1898.
— *Arch. prov. de Chir.*, 1898., p. 263-897 et 519.
S. Jones. — A case of the resection of the large intestin. *The Lancet*, London, 1884, p. 60.
Julliard. — *Rev. Méd. de la Suisse romande*, 1897, p. 388.
Keetley. — *Brit. Med. Jour.*, 1893, vol. II, 1104.
Kelsey. — L'abus de la colotomie. *Med. Rec.*, 9 juillet 1898.
Knaggs. — Ablation du cæcum côlon ascendant et transverse pour cancer. *The Lancet*, 16 avril 1898.
Kocher. — *Corresp. Blatt für Schw. Aerzte*, 1er avril 1890.

Kohler. — *Darmresection des Dickdarms.* Diss. inaug. Breslau 1881.

Koeberlé. — *Bull. Soc. Chirurg.*, Paris, 1881, p. 99.

— *Bull. thérap.*, 1882.

König. — *Arch. für klin. Chir.*, 1890, t. I, p. 903.

— *XIX° Congrès Chir. All.*, Berlin, 1890.

Körte. — *Berlin. klin. Wochens.*, 27 sept. 1890.

— *Berlin. klin. Wochens.*, 29 avril 1893, p. 358.

Kraussold. — Cancer de l'S iliaque, *Volkmann's klin. Vortrage*, n° 191.

— *Centralbl. f. Chir.*, 1881, t. VIII, p. 184.

Kuettner. — De l'anastomose intestinale par le procédé de Frey. *Berl. klin. Wochens.*, 12 oct. 1890.

Kümmer. — *Rev. Méd. de la Suisse romande*, Genève, 1898, t. XVIII, p. 264.

Küster. — *Berl. klin. Woch.*, 20 juin 1897.

Kuzmik. — Critique de la suture intestinale. *Deut. Zeit. f. Chir.*, t. LV, p. 301.

Lafforgue. — *Cancer primitif de l'appendice.* Thèse de Lyon, 1893.

Lamimann. — *The Lancet*, 1883.

Landel. — Thèse Paris, 1897.

Lange. — Deux résections du gros intestin pour cancer in the *New-York medical Journal*, 1886, p. 199.

Lardennois. — De l'anastomose entéro-rectale. *Rev. de Gyn. et de Chir. abd.*, avril 1899, p. 279-310.

— Expériences sur un nouveau procédé d'anastomose, *Bull. Soc. Anat.*, mars 1899.

— Tumeurs bénignes simulant le cancer. *Bull. Soc. Anat.*, déc. 1899.
Trois types du cancer de l'intestin. *Bull. Soc. Anat.*, avril 1899.

Mac Laren. — Résection du côlon pour un adéno-carcinome. *New-York Med. Journ.*, 15 juin 1894.

Lauenstein. — *Congrès de Berlin*, 1890.

Lauwers. — *Annales Soc. Belge chirurg.*, 15 juin 1898, p. 39.

— Entérectomie et suture intestinale. *Bull. Académ. Royale de Belgique*, 31 juillet 1897.

Laubie. — Epithélioma de l'intestin. *Journ. Méd. Bordeaux.*, 23 juin 1898.

Lavise. — *Congrès de Chirurgie Belge*, juin 1898, in *Annal. Soc. Belge de Chirurgie*, juillet 1898.

Lawson. — *The Lancet*, 25 mars 1898.

Lejars. — De l'intervention chirurgicale dans les tumeurs du cæcum compliquées d'invagination iléo-colique. *Revue de Gyn. et Chirurg. abdom.*, 10 décembre 1897 ; p. 1029.

Letulle. — Cancer de l'appendice, 19 novembre 1897. *Société anatomique*, 7 janv. 1898.

— Greffes cancéreuses de l'intestin. *Revue de Pozzi*, 1897, I, p. 491.

Levers a. Stimson. — *Revue de Pozzi*, n° 2, 1897.

Levry. — Sarcome encéphaloïde de l'intestin. *Soc. anatomiq.*, 1898.

Lilienthal. — *Annales Chirurg.* Philadelphie, 1898, XXVII, p. 661.

Littlewood. — *The Lancet*, 12 octobre 1894.

— *The Lancet*, 1899, vol. I, p. 804.

Mac Cormac. — *The Lancet*, 1892, p. 310.

Magill. — *Approximation viscérale par plaques absorbables.* Th. Paris, 1894.

Marsh. — Résection de l'S iliaque pour carcinome. *Med. Society London*, 9 mars 1897.

Marshall. — *The Lancet*, 1882.

Martini — *Zeitschrift für Heilkunde*. Prague, 1881, t. I, p. 208.

Matlakowski. — *Deut. Zeits. für Chirurg.*, 1892, t. 33.

Mauclaire. — Considération sur la forme et les moyens de fixité du côlon transverse, déductions opératoires. *Bull. Soc. Anat.*, Paris, 1896, p. 600.

Mauger et Lilienthal. — *New-York Med. Journ.*, 1er sept. 1894.

Maydl. — *Ueber den Darmkrebs.* — Dissert. inaug, Wien, 1883.

— *Wiener med. Presse*, 1883, p. 433.

Mayo Robson. — *Brit. Med. Journ.*, 1892, t. I, p. 65.

— *Brit. Med. Journ.*, 1895, t. I, p. 904.

Michelean. — *Journal Méd. Bordeaux*, 15 décembre 1893.

Michels. — *Zur Casuistik der Darmresectionen wegen maligner Tumoren.* Dissert. inaug. Berlin, 1886.

Mickulicz. — Résection du côlon ascendant. *Arch. f. klin. Chir.*, XXX, p. 685.

Monprofit. — In Th. PELLIER, 1899.

Moore. — Cancer de l'intestin. *Inter. M. J. Austral.*, 1897, p. 893.

Morison. — *Iléo-colostomie pour exclusion*, in Th. MAGILL.

Morris. — Cancer du côlon simulant un rein flottant. *The Lancet*, 27 avril 1895.

Morton. — Cancer de l'S iliaque. *The Lancet*, 18 mai 1895.

Mossé et Daumic. — Cancer de l'appendice. *Bul. Soc. anat.*, 1897, p. 811.

Murphy. — *The Lancet*, 27 avril 1895, p. 1040.

Musser. — *Univ. M. Mag. Philad.*, 1895-96, t. XIII, p. 758.

Nicolaysen. — *Centralb. für Chir.*, 1882, n° 36.

W. Nun. — Cancer chronique. *The Lancet*, 22 fév. 1896.

Obalinski. — *Congrès de Chirurg. Polonais.* Cracovie, 1896, *Centralblat für Chirurgie.* Leipsig, p. 338.

Palleroni. — Cancer du cæcum, *Gas. Abbdom.*, 1556, 1897.

Paul. — *British Med. Journ.*, 25 mai 1895, p. 1156.

— *British Med. Journ.*, 23 juillet 1892, p. 174.

Péan. — *Diag. et traitement des tumeurs de l'abdomen et du bassin.* Paris, 1880.

— *Cancer du cæcum.* Résection le 17 août 1891. Cité in thèse BAILLET, 1894.

Pellier. — Thèse 1899.

Penrose. — Obstruction par cancer du côlon. Ablation. *Journ. of americ. med. Assoc.*, 10 mars 1888.

Petroff. — *Cancer du gros intestin.* Sophia, 1897.

— *Congrès de Moscou*, 19 août 1897.

Peyrot. — Thèse agrégation, 1880, Paris, p. 181.

Pollnow. — Cancer de l'intestin et traumatisme. *Congrès Méd. Berlin*, juillet 1897.

Pollosson. — Cancer iliaque et anus contre nature. *Congrès chir. Paris*, 1897.

Purcell. — *Lancet*, 1er avril 1892.

Quénu. — *Rapport Société chirurg.*, 1896.

Quénu et Duval. — *Soc. de chirurg.*, 3 nov. 1896.

Quénu et Longuet. — Du cancer secondaire de l'ombilic. *Revue de chirurgie*, 1896, p. 97.

Rafin. — *Lyon médical*, 1897, p. 513.

Rathery. — *Diag. des tumeurs intra-abdom. chez l'enfant.* Thèse 1870.

Reichel. — *Deutsche Zeitschrift für Chirurgie*, 1884, p. 230.

Reverdin. — *Archives prat. de Chirurg.*, janvier 1896, p. 25.

Revue de Courtois-Suffit. — Diag. des tumeurs du gros intestin et de l'estomac par les rayons X, 1896.

Reybard. — Résection de l'S iliaque pour cancer de l'intestin. — Obs. publiée dans *Rapport de* BLANDIN BÉRARD et JOBERT DE LAMBALLE. *Bull. de l'Académie de Méd.*, t. IX, 1849, p. 1191.

Richardson. — *Boston med. Surg. Journ.*, 9 janv. 1896.

Richelot. — *Soc. Chirurg.*, t. XXIX, p. 622.

Riedel. — *Deutsche med. Woch.*, 1888, p. 232, n° 15.

Rieffel. — *Annal. gén. de Méd.*, nov. 1892.

Rindfleisch. — *Statistique Czerny*, Rindfleisch, 1892.

Robson. — *British med. Journ.*, 16 oct. 1895, p. 963.

Rolleston. — *Soc. pathol.* Londres, 20 mai 1890.

Rosmall. — Adénocarcinome du côlon transverse. *Soc. lancisiana roman*, 46-116.

Rossa. — Résection du côlon et du cæcum, *Policlinico*, 1896, 1er octobre.

W. Rose. — Entérectomie pour carcinome du côlon transverse selon la méthode de Maunsell. *Practitioner*, août 1895.

Rosenthal. — *Wiener medical Presse*, 1892.

Rotter. — *Soc. Méd. Berlin*, 1894. Discussion.

Rousseau. — *Observation de carcinomes viscéraux avec adénopathie sus-clavicul.* Th. Paris, 1896.

Routier. — Oblit. d'un bouton et occlusion. *Bul. Soc. Chirurg.*, 1896.

Ruepp. — *Ueber Darmkrebs mit. ausschluss des Mastdarmkrebses.* Thèse Zurich, 1895.

Rubenthaler. — *Diag. du cancer de l'intestin.* Thèse Lyon, 1891.

Rydygier. — *Deut. Zeitsch. f. Chirurg.*, XXIV.

— *Centralbl. f. Chirurg.*, 1885.

Sacré. — *Presse Médicale Belge*, 1897, p. 41.

Salzer — *Verhandlung der. deutsch. Gesellschaft für Chirurgie*, 1891.

— Beitrage zur Path. und Chir. Therap. chronischen Cœcumerkrankungen. *Arch. f. klin. Chir.*, 1892, t. XLIII, p. 101.

Sargnon. — Cancer du cæcum traité par l'entéro-anastomose par implantation. *Lyon Médical*, 4 août 1895.

Schede. — *Berlin. klin. Wochens.*, 1878.

Schiller (Arnold). — Uber die Darmoperationen an der Heidelberger chirurgischen Klinik aus den letzen 4 Jahren. *Beitrag. zur klinisch. Chir.*, 1897, vol. XVII, t. 3, p. 609.

Seetisch. — *Freivereinung der Chir.*, Berlin, juin 1897.

Sendler. — *Münchener med. Wochens.*, 2 janv. 1894.

Senn, de Chicago. — The present status of abdominal surgery. — *Journ. of the american. Asso.*, 29 mai 1890, p. 845, n° 24.

Shield. — *Brit. Med. Journ.*, 1896, t. II.

Smith. — Le cancer de l'intestin. Son traitement. *The Lancet*, 29 juillet 1896.

Sonnenburg. — Diagnostic des inflammations et des tumeurs iléo-cœcales avec les annexites droites. *Deut. med. Woch.*, 30 septembre 1898.

Sorge. — Cancer de l'S iliaque. *Riforma Medica*, avril 1895.

Souligoux. — *Presse méd.*, 29 juillet 1896, p. 843.

Rudolph Spling. — Berlin. Klin. Frankenhaus. *Wien. Min. Wochens.*, 1897, p. 317.

Stewen. — *Brit. Med. Journ.*, 1899, p. 845.

Storchi. — *Il Morgagni*, Milano, avril 1897, p. 388.

Suchier. — Beitrage zür operat. Behandlung Cœcumtumoren. *Berl. Min. Woch.*, 1899, p. 617.

Sydney Jones. — Résection de l'angle hépatique du côlon. *The Lancet*, 10 janv. 1885.

Tansini. — *Gaz. hebd.*, 1897. p. 556.

Tchouprov. — *Chirurgickeskaia Leitopis*, 1893, lu III.

Terrier et Baudouin. — *De la suture intestinale.*

Thiersch. — Résection de l'S iliaque pour cancer. Verhandlung der Gesellschaft für Chirurgie, *VII Congrès de Chir. allem.*, 1878, VII, p. 127.

Thirlar. — *Ann. Soc. Belge chirurg.*, 15 juin 1889, p. 40.

Trèves. — Résection du côlon descendant pour un rétrécissement cancéreux. *British Med. Journ.*, 1882, 16 déc. p. 1208, et *The Lancet*, 1882, p. 1061. — *The Lancet*, 11 mars 1893.

Trzebicki. — *Arch. für Min. Chirurg.*, 1895, LVIII.

Tuffier. — *Rev. de Chirurgie abdom. et de Gyn.*, 1898, n° 3.

Ullmann. — *Soc. Méd. de Vienne*, 18 mars 1898 ; *Centralblatt für Chirurgie*, 1898, n° 1 ; *Sem. Méd.*, 1898, p. 238.

Vance. — Traitement du cancer de l'intestin. Opération médicale. *Columbus Med. Journal*, 1882, p. 441.

Vantrin. — *Congrès français de chirurgie*, 1897, p. 432.

Vellaminow. — *Gaz. heb.*, 1894.

Vendecar. — *Rev. Chirurg.* Bucharest, 1899, n° 5, p. 217. Entérectomie et entéro-anastomose.

Verneuil. — *Ann. de la Soc. Belge de chir.* Bruxelles, déc. 1896, p. 193.

Vialard-Goudon. — *Du sarcome primitif de l'iléon*, Thèse Bordeaux, 1896.

Vienne. — *Contrib. à l'étude des tumeurs de la portion iléo-cœcale de l'intestin*, Thèse de Lille, 1894.

Villar. — *Journ. Médecine de Bordeaux*, 1893, p. 12.

Vitrac et Laubie. — *Journal de Médecine de Bordeaux*, 24 oct. 1897, 2 juin 1898.

Volkmann. — In thèse de MICHELS, Berlin, 1885.

Von Wahl. — *London. med. Record*, août 1883.

Wassilief. — *De l'iléo-rectostomie*, Thèse Paris, 1894-95.

Weir. — Resection of the large intestine for carcinoma. *New York Medical*, 1886, p. 191.

Withead. — *British med. Journ.*, janv. 1885, p. 191.

Wölfler. — Zür Resection der Dün und Diokdarms mit demonstrationen von Preparaten. — *Congrès de Chirurgie all.*, avril 1882. — 35° *Congrès. Soc. all. Chirurg.*, 1896.

TABLE DES MATIÈRES

IMPRIMERIE LEMALE ET Cⁱᵉ, HAVRE

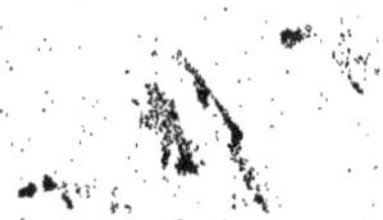

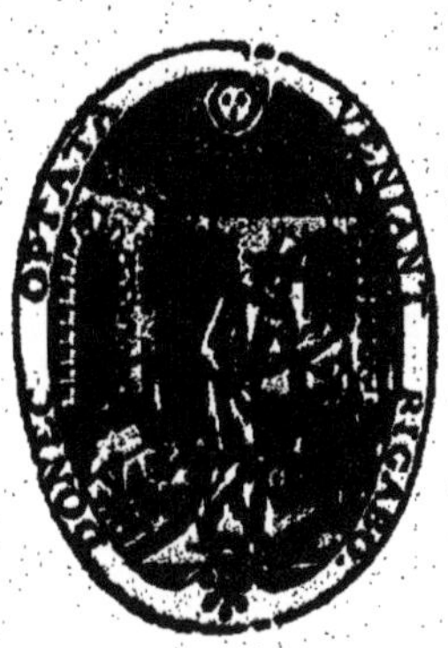

IMPRIMERIE LEMALE ET Cⁱᵉ, HAVRE

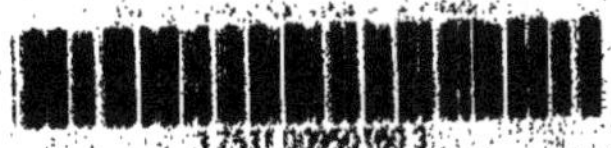